| 名医话健康丛书 ● 广东省中医院公开养肾方 |

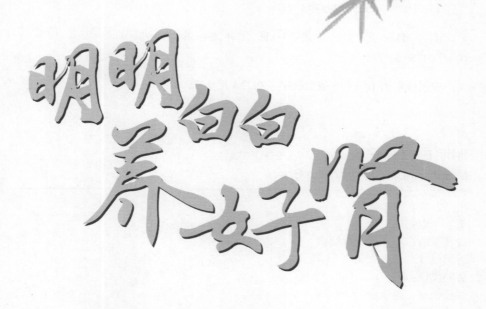

刘旭生　吴一帆　主编

U0263855

SPM
南方传媒
广东科技出版社
全国优秀出版社
· 广 州 ·

图书在版编目（CIP）数据

明明白白养好肾 / 刘旭生，吴一帆主编 .— 广州：广东科
技出版社，2023.1
（名医话健康丛书）
ISBN 978-7-5359-7957-5

Ⅰ .①明… Ⅱ .①刘… ②吴… Ⅲ .①补肾— 养生（中医）
Ⅳ .① R256.5

中国版本图书馆 CIP 数据核字（2022）第 182506 号

明明白白养好肾
Mingmingbaibai Yanghao Shen

出 版 人：严奉强
策　　划：高　玲
责任编辑：高　玲　杜怡枫
封面设计：云想文化
装帧设计：谭　江
责任校对：高锡全
责任印制：彭海波
出版发行：广东科技出版社
　　　　　（广州市环市东路水荫路 11 号　邮政编码：510075）
销售热线：020-37607413
http://www.gdstp.com.cn
E-mail：gdkjbw@nfcb.com.cn
经　　销：广东新华发行集团股份有限公司
印　　刷：广州市东盛彩印有限公司
　　　　　（广州市增城区新塘镇太平洋工业区十路 2 号　邮政编码：510700）
规　　格：787 mm×1 092 mm　1/16　印张 11.5　字数 230 千
版　　次：2023 年 1 月第 1 版
　　　　　2023 年 1 月第 1 次印刷
定　　价：49.80 元

如发现因印装质量问题影响阅读，请与广东科技出版社印制室联系调换（电话：020-37607272）。

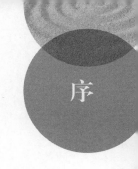

序

　　中医药学是中华民族的瑰宝，作为中华民族原创的医学科学，在数千年的发展中，积累了丰富的防病治病方法和经验，"治未病"是其中的一大特点，注重"未病先防、既病防变、瘥后防复"，形成了独具特色的健康养生文化——天人合一的整体观念、阴阳平衡的动态原则、三因制宜的辨证论治、治未病的养防观、形神同治的调护理念、个体化的治疗方法、多样化的干预手段。这些文化观念和养生保健方式深深地融入了人们的日常生活。

　　广东省中医院是我国近代史上最早成立的中医医院之一，被誉为"南粤杏林第一家"，有国医大师、全国名中医、岐黄学者、广东省名中医等一批德艺双馨、深受老百姓喜爱的好医生。他们是健康科普的主力军。"名医话健康丛书"凝聚了该院众多优秀专家教授的多年临床所得，以"治未病"的理念科普中医药文化。他们顺应时代变化和社会需求，以通俗易懂的方式给老百姓阐述中医药学理、法、方、药背后的中华文化之道，提倡运动养护、精神修养、饮食调养及药物扶正、起居调摄、谨避外邪，告诉人们"不生病、少生病"的健康之道。

　　本丛书注重自我的健康行为约束和生活方式管理，对中医药健康养生智慧、健康理念和知识方法做了认真总结。老百姓能在书中学会如何运用中医药知识干预自我生活来控制危害的发展，使疾病预防关口前移；了解如何运用"治未病"理念，具体的技术方法包括中医药膳、中医运动养生、常用的经络穴位按摩保健等，发挥中医药在"治未病"中的主导作用。

序

　　健康是幸福的基石，没有全民健康，就没有全面小康。尤其是经历过2003年的SARS（严重急性呼吸综合征）和2020年的新冠肺炎疫情之后，人们对生命安全和身体健康要放在首位的认识更加深刻。推进健康中国建设，需要充分发挥中医药的独特优势，提高中医药的服务能力，将中医药的独特优势与个体化健康管理相结合，发展中医药养生保健"治未病"服务，实施中医药"治未病"健康工程。中医药文化科普更是中医药参与健康中国建设的一个重要抓手和实际行动。通过客观、科学的宣传引导，培养老百姓的健康观念，使其养成健康的习惯，这对于促进全民健康有着重要的意义。

　　我们希望，"名医话健康丛书"的出版能够让广大读者了解并掌握中医药防病治病的基础理论与技能，推广养生保健知识，让"治未病"的理念深入人心。该套丛书内容丰富，读之受益，必将在弘扬中医药文化中发挥重要作用，在落实健康中国行动中发挥积极的作用。

陈达灿　翟理祥

目录

第一章　护肾从认识肾脏开始　1

第二章　学会看各种检查　17

目录

第三章　常见肾病，要对症治疗 41

目录

第四章 食疗养肾 73

目录

第五章　日常养肾　103

目录

第六章　中医理疗养肾 141

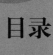

目录

护肾
从认识肾脏开始

俗话说"知己知彼，百战百胜"，要想了解肾病，首先要明白肾脏到底是什么。

一、肾脏是什么?

俗话说"知己知彼,百战百胜",要想了解肾病,首先要明白肾脏到底是什么。

肾脏是人体最重要的血液净化工厂,不仅具有排浊毒功能,还有平衡酸碱、分泌激素等功能,对于维持机体内环境稳态、促进正常新陈代谢有着十分重要的意义。

肾脏的形态

肾脏是一对蚕豆形的器官,位于脊柱两侧,左右各一,质地柔软。成年人的肾脏长 10 ~ 12 cm,宽 5 ~ 6 cm,厚 3 ~ 4 cm,质量为 120 ~ 150 g,大小和自己的拳头差不多。

肾脏的结构

肾脏由肾实质、肾间质构成。肾实质又分为皮质和髓质两部分,肾间质由少量组织、血管、神经组成。肾实质是真正产生尿液的地方。肾脏中生成的尿液由输尿管到达膀胱,经尿道排出体外。

肾脏的功能

我们常将肾脏比作天然的"筛子",肾脏可以通过对尿液成分的调节,将多余的水分和其他的代谢废物浓缩为尿液排出体外,而有用的葡萄糖、蛋白质、维生素等在尿液生成的后期被人体吸收。人体每天产生 1.5 ~ 2.5 L 尿液,肾脏在产生尿液的过程中不断滤过和重吸收,调节酸碱平衡,维持内环境稳定。

除此之外，肾脏还具有分泌激素的功能，可帮助机体调节血压，促进钙磷吸收、骨代谢，并且与造血系统的良好运行息息相关。

二、中医所说的肾是什么？

中医领域肾的概念

和西医肾脏的概念不同，中医所说的"肾"并不是一个有形的器官，而是一个功能性的概念。中医认为，肾是先天之本，是人体健康的根本，是五脏六腑的根基。肾气主宰人的生长发育，主管全身的水液代谢，控制骨髓、脑髓的生长。其功能涉及西医学范畴的内分泌、免疫、泌尿、生殖、呼吸、血液、神经、运动等多个系统。

所以它们是两个不同的概念，一个是西医解剖学上的一个身体器官，一个是中医的功能性的概念。

肾虚是什么？

肾虚是一个中医证候，不是一个简单的症状，也不是某个疾病的名称。肾虚是肾精亏虚，肾阴、肾阳不足等原因导致的，可能表现为腰酸背痛、四肢畏冷、头晕眼花、耳鸣眩晕、夜尿频多、性生活质量下降等诸多症状。肾虚不是一种具体的疾病诊断，有些患者临床上只表现为一种亚健康的状态。

肾虚的最终诊断需要在有临床经验的专业中医师进行细致认真的综合分析后，才能得出准确的判断。

肾虚和肾病一样吗？

肾虚是中医的概念，而肾病是西医学的概念。肾病是指肾炎、肾结石、肾肿瘤、肾衰竭等西医学概念上的疾病。这些疾病都是肾脏发生了器质性或功能性改变，导致尿液的质和量发生异常或是血液当中的代谢产物排泄发生异常，如血尿、蛋白尿、血肌酐偏高等；甚至是肾脏形态结构发生了改变，如肾脏萎缩、肾结石等。

因此，肾虚和肾病不能画等号，两者是不同的概念，但又可能交叉并存。比如肾病患者有可能同时具有肾虚的证候。

三、肾病常见的症状有哪些?

肾病常被称为"沉默的杀手"。由于肾脏出了问题，很多时候并没有明显的症状，早期的肾病更是如此，因此很多患者发现自己有肾病时，病情就已经发展到了中晚期。

很多时候肾病是没有症状的，只能依靠定期的体检，才有可能尽早发现肾病。当然，有的肾病也会存在或多或少的临床症状，主要有以下五种表现。

蛋白尿和血尿

很多肾病患者初次发现肾脏出了问题，可能就源于某次体检中检测出蛋白尿和血尿。

蛋白尿可分为生理性蛋白尿和病理性蛋白尿。其中生理性蛋白尿可见于发热、剧烈运动后出现的一过性蛋白尿，这种蛋白尿在发热或运动影响消除后，就会自然消失，并不需要治疗。而病理性蛋白尿则多为持续性蛋白尿，是由肾脏病变引起的，患者可能出现的症状是小便时尿液会出现很多泡沫，且难以消退。

血尿可分为肉眼血尿和镜下血尿。若肉眼发现尿液颜色变红，呈洗肉水样，就是肉眼血尿，应立刻去医院寻求专科检查并进行针对性治疗。而镜下血尿是指肉眼看尿液颜色是正常的，但显微镜下可看到血尿，这也需要通过进一步详细的检查发现病因。

水肿

肾性水肿往往出现在组织疏松的部位，如眼睑、面部、足踝部等，是肾病最常见的症状之一。清晨睡醒后，以面部水肿最为明显，下午则以足踝部水肿最为明显。严重时，可累及下肢乃至全身，甚至加重心脏负担，导致心衰等严重后果。

起夜次数增多

一般来说，身体健康的人白天与夜间的尿量比值大概为 2 ： 1，如果夜间尿量大于 750 mL 或多于白天的尿量，则提示夜尿过多，肾脏可能有受损。但睡前饮用过多水，或吃一些利尿的食物，也可能导致夜间排尿次数增多，这时则不一定是肾脏有问题。

肾性高血压

肾是人体重要的血压调节器。若年轻的朋友突然出现高血压，进展快，以舒张压增高尤为明显，且伴腰背疼痛，药物治疗效果欠佳，应该考虑是否肾性高血压。

其他症状

肾病还可伴随其他的非典型症状，比如腰痛、疲倦乏力、注意力不集中、面色苍白、贫血等等，可能都是肾脏在悄悄发出求救的信号。不过，所谓非典型，就是其他的疾病也可能会有上述的症状，不一定是肾病所致。

其实大多数的肾脏疾病是没有明显症状的，只有通过尿常规、肾功能、泌尿系统 B 超等常规检查，才能在早期发现肾病，避免耽误治疗。

四、尿频是肾病吗？

"哟，哟，哟！不好意思，尿急，尿急。"办公室小陈捂着肚子，一路小跑去了厕所，办公室同事都疑惑着——年纪轻轻怎么就"肾虚"了？这都是今天早上第六趟去厕所了吧。

基本常识

正常成人膀胱容量约 400 mL，白天排尿 4 ~ 5 次，夜间排尿 0 ~ 1 次，婴幼儿全天排尿可以达到 20 余次。成人尿频一般是指白天排尿多于 6 次、夜间排尿多于 2 次或 24 h 内排尿多于 8 次。如果尿频、尿急、尿痛合并存在，则常见于泌尿系感染。但引起尿频的原因有很多种，不一定都是因为疾病。

尿频的原因

尿频的发生，一般有以下两方面的原因。

1. 生理性尿频

生理性尿频者每次尿量不少、无其他不适的伴随症状。多由于饮水过多，尤其是进食一些利尿性质的食物，如西瓜、咖啡、茶、玉米须水等，或者受到精神紧张、天气寒冷等影响，出现排尿次数增多。

2. 病理性尿频

病理性尿频常见于尿路感染、结石刺激、糖尿病、尿崩症以及急性肾功能衰竭多尿期等。

膀胱容量减少，也会引起排尿次数增多。比如，怀孕后子宫压迫膀胱，或卵巢囊肿压迫膀胱，亦可见于膀胱肿瘤、膀胱结核导致的膀胱纤维性缩窄。前列腺增生也是常见的原因。

结石、前列腺增生等泌尿外科疾病症状不典型，容易被误诊为泌尿系感染，需要通过尿常规、肾脏 B 超或 X 线鉴别诊断。

所以，尿频有可能是肾脏病变引起的，也有可能只是生理性的正常现象，或是其他疾病造成的，需要仔细鉴别以明确原因。

五、腰痛就是"肾虚"吗？

提到腰痛，很多患者都会觉得难以启齿，甚至对医生的问诊很抵触，他们潜意识里常把腰痛跟"纵欲过度""肾虚"联系起来，其实腰痛的原因有很多，比较常见的有：腰肌劳损、腰椎骨质增生、腰椎间盘突出、腰部扭伤、带状疱疹、盆腔炎、胰腺病变、腹膜后肿瘤、主动脉夹层动脉瘤等，以及肾脏的相关疾病。

而常见的由肾脏相关疾病引起的腰痛有三种：肾绞痛、肾区钝痛、肾区胀痛。

1. 肾绞痛

肾绞痛通常是由泌尿系结石尤其是输尿管结石导致的突发性的肾区剧烈疼痛。急性肾绞痛大多是结石阻塞输尿管所致，疼痛程度剧烈，发作时患者辗转难眠，甚至在地上打滚，多伴恶心、呕吐、大汗等，可伴有尿频、尿急、尿痛等症状。

2. 肾区钝痛

肾区钝痛是一种持续性的隐痛，常伴肾区叩击痛，多见于急性肾炎、急性肾盂肾炎、肾盂积液、先天性多囊肾等。肾区钝痛也是肾癌的常见体征，局限在腰部，疼痛常由肿块增长充胀肾包膜而引起。而肿瘤侵犯周围脏器和腰肌时，疼痛较重且具有持续性。

3. 肾区胀痛

肾区胀痛是一种持续性的剧烈疼痛，常伴明显的全身症状及肾区叩击痛，多见于肾周疾病，如肾周脓肿、肾梗死、肾周围炎、肾囊肿破裂、肾周血肿等。

六、如何在早期发现慢性肾脏病？

张阿姨第一次来肾内科看病，主诊医生看完，告诉张阿姨其病情已经发展到慢性肾脏病（CKD）第4期了，张阿姨听了似懂非懂，心想：怎么一发现病情就是第4期了呢？怎样才能在早期发现这个病呢？

从基础病病程来判断

高血压、糖尿病、高尿酸、高血脂患者的患病时间越长，年龄越大，发生慢性肾脏病的可能性就越大。血压、血糖、血尿酸、血脂等指标长期管理不达标，往往会逐步导致肾脏的损伤，出现蛋白尿，甚至出现肾功能下降。

从疾病症状来判断

早期慢性肾脏病大多无明显的症状。如果患者已经出现明显的蛋白尿、血尿、水肿、食欲差、皮肤瘙痒、贫血、关节疼痛、血压难以控制等情况，往往病情已经比较严重了。因此，建议提高全民健康意识，定期开展常规体检，这样才能早期发现，早期治疗。

主要依据检查来判断

慢性肾脏病发病隐匿，如果不进行尿液、血液、影像学的定期检查，很难在早期发现。因此，建议每年至少体检1次，已经有糖尿病和高血压等的肾病高危人群建议每半年至少检查1次尿常规和肾功能。做到早期预防，早期诊断。

我们要努力做到早期筛查、定期检查，有异常的人群，应该督促其尽快到医院肾内科就诊，不能因为没有特殊的临床症状而掉以轻心，以致耽误了早期治疗。

七、什么是蛋白尿和血尿？该如何应对？

"医生，我最近发现小便里老是有泡沫，而且一直不消失，怎么办呢？"在生活中，很多细心的人就是因为发现小便有泡沫，检查后发现有蛋白尿，才来看病的。众所周知，肾脏病中最常出现的尿异常表现，就是蛋白尿和血尿。

什么是蛋白尿？

正常人的小便中有很少量的尿蛋白，但是如果一天内小便中蛋白质含量持续超过 150 mg，或定性检测中持续呈阳性，即为蛋白尿。若每天小便中的蛋白质持续超过 3 000 mg，就是大量蛋白尿，此时肉眼常可见尿中出现大量持久不消退的细小泡沫。

什么是血尿？

血尿，可分为镜下血尿和肉眼血尿。若新鲜尿液在每高倍镜视野下红细胞数量大于 3 个，为镜下血尿；而肉眼可直接看到小便的颜色呈洗肉水样，则为肉眼血尿。

如何应对？

1. 重视监测，把握源头

在日常生活中，不仅要多留意小便颜色及尿量多少、尿中有无泡沫，还应在医生的指导下，定期到医院进行尿常规、血常规、肝肾功能、B 超检查等相关筛查，以便早期发现病情，从源头上控制病因及基础病。

2. 积极治疗，正确调养

积极配合医生的用药和治疗方案，生活上做到合理作息、合理饮食、适度活动、心情舒畅，积极改善高危致病因素。我们常说的"七分治疗，三分调养"，正是这个道理。

八、哪些原因会加重肾病？

肾脏默默无闻地为机体健康保驾护航，然而人们总是不经意间就伤害了它。日常生活中，哪些行为可能会加重肾病呢？

经常熬夜

现代生活节奏快，人们经常熬夜加班，身体透支。多项研究表明，长期睡眠状态不佳、睡眠少于 6 h，蛋白尿风险会明显增加。大量的临床数据告诫我们，要想保护好肾脏，应从早睡并保持每晚 7 ~ 8 h 的好睡眠开始。

吃得很咸

我国美食以咸香可口著称于世。调查显示，我国北方人群每天的食盐摄入量为 10 ~ 12 g，南方人群为 9 ~ 10 g，而《中国居民膳食指南》建议我国成人每日食盐摄入量不超过 5 g（约一啤酒瓶盖），普通肾病患者可将食盐摄入量控制在 6 g/d 以内，蛋白尿、水肿、高血压和少尿的患者需严格限制盐的摄入量（3 g/d），建议少食或不食咸菜、腐乳、皮蛋、酱油、味精等含钠量高的食物。如果长期吃得很咸，一方面会导致血压控制不好，另一方面会导致身体水钠潴留，加重肾脏负担。

不常喝水

尿路感染、结石最容易盯上不爱喝水的人群。充足的水分有利于人体自身代谢废物的排出，使泌尿系统有自净作用。因此，保护肾脏，以每天 2 000 ~ 2 500 mL 的饮水量最佳。

缺乏运动

研究表明，低体力活动状态水平与肾病患者的不良预后有密切关联。科学、合理的运动能有效降低血压、调节血脂、降低血糖、减轻机体的免疫炎症反应等，让肾病患者获益良多。

滥用药物

人们常说"是药三分毒"，这并非全无道理。肾脏和肝脏是人体最重要的排毒脏器。不论中药、西药，科学用药可治病救人，反之则容易伤肝肾。因此，肾病患者用药时一定要咨询专科医生，尤其是对于一些会造成肾损伤的药物，如止痛片、抗生素类药物，更需慎重对待。

过分忧虑

人们常说生活是一面镜子，你对它笑，它就对你笑。良好的情绪与身体的健康状态息息相关。长期的焦虑抑郁、精神紧张，容易引起血压升高、内分泌紊乱、代谢紊乱、肾脏局部血管收缩等问题，影响肾脏的整体环境。因此，面对肾病，肾病患者应摆正心态，积极应对，不要过分焦虑。

反复感染

反复的上呼吸道和尿路感染，会诱发肾病并推动病情进展。因此，需要及时干预和规范治疗。

从不体检

我们常把肾脏病称为"沉默的杀手"，因为很多肾病患者并没有明显症状。如果从不体检，很可能会错过肾病早期被发现的机会。因此请重视体检，尿常规、肾功能、肾脏 B 超等常规检查可以帮助我们早期筛查肾脏问题，如果有异常，及时就医。

长期不控制基础疾病

导致肾功能衰竭的三大常见病因分别是慢性肾炎、糖尿病和高血压。血糖、血压长期控制不好会损伤肾脏，而且很多时候这种损伤是在全身没有任何不适的情况下发生的。所以，对慢性肾炎、糖尿病、高血压这些疾病一定要积极处理，正确面对。其他基础疾病，如高尿酸血症、反复尿路感染等，如果不及时控制，也会引起肾脏的损伤。

九、肾病是终身的吗?

很多患者都有疑问：肾病能不能治好？是不是要终身服药？

肾病的原因

其实，肾病大致可以分为两种情况。

1. 急性的肾病

急性的肾病即因为各种原因导致的肾脏的急性病变。如大出血导致的肾脏血流不足、尿路梗阻，肾毒性药物导致的肾小管、肾间质的坏死或病变，等等。

2. 慢性的肾病

慢性的肾病即慢性肾小球肾炎、糖尿病、高血压等因素持续损伤肾脏导致的慢性肾脏病变。

肾病的预后

急性的肾病发病时比较危险，如不及时处理，可能危及生命。如处理不够及时或过后调理不及时，也可能发展为慢性肾脏病。而处理及时的话，是可能痊愈的。

慢性肾脏病的总体趋势就是缓慢地持续进展，往往是需要终身治疗的。很多慢性肾脏病患者，在开始得病时，总是对治疗效果有过高的期待，也会听信一些"三天起效，七天治愈，终身不再复发"的虚假广告。但事实上，除了少部分的幸运儿，大部分的慢性肾脏病是不能彻底治愈的，需要做好终身治疗调养、终身随访、定期检查的思想准备。

十、肾病会传染或遗传吗？

绝大部分的肾脏疾病不是传染性疾病。除了部分感染性的肾病，比如尿路感染、肾盂肾炎等可能会有一定的传染性，其他的肾脏疾病是没有传染性的。

至于遗传性的问题，肾脏病学中，遗传性肾脏疾病指的是与遗传缺陷相关且主要受累器官为肾脏的一类疾病。此类疾病的治疗目前尚无特效药物，以对症治疗为主。最常见的遗传性肾脏疾病是常染色体显性多囊肾病，患者常伴其他脏器囊肿累及，最常见的为肝囊肿，遗传特征为父母一方患病，则下一代患病概率为50%。此外还有遗传性肾小球疾病，如奥尔波特（Alport）综合征、法布里（Fabry）病、薄基底膜肾病，以及较少见的遗传性肾小管疾病，包括肾性尿崩症、肾小管酸中毒和胱氨酸尿症。

而其他的大部分肾病都不是遗传性疾病。但是，相似的基因背景、相似的生活环境和生活方式，会让肾病出现一定的"家族聚集倾向"，特别是父母或兄弟姐妹中有肾病的，尤其需要注意。甚至是夫妻之间，虽然没有共同的基因，但因为有共同的生活环境和生活方式，也可能表现出一样的肾病。比如梗阻性肾病，一家人饮用相同水质的水或有相同的饮食习惯，会导致疾病出现一定的"家族聚集倾向"。因此，如果家里人有肾病，建议家属每年都要定期体检，而且要找出不良的生活习惯，及时加以纠正。

十一、慢性肾脏病都会发展为尿毒症吗？

很多慢性肾脏病患者都会很担心：自己的病情是不是一定会发展为尿毒症？什么时候会发展为尿毒症？其实要搞清楚这些问题，我们只需要明白以下几点：

（1）大部分的肾病是不会发展为尿毒症的，目前没有很明确的统计数据，但有超过四分之三的肾病患者，其病情不会发展为尿毒症。

（2）慢性肾脏病的进展速度会受到很多因素的影响，比如：①肾病的病情本身，有的肾病发展比较快，有的则是缓慢地发展；②是否有遵医嘱认真服药治疗；③是否有严格控制自己的饮食、运动、作息；④是否有定期做自我监测和各种指标的复查。如果这些影响因素都得到有效管理，肾病的进展速度就能得到较好的控制。具体怎么操作，本书后面的章节会做详细的阐述。

（3）几乎所有的慢性肾脏病，都是越早治疗效果越好，所以一旦发现有蛋白尿、血尿、血肌酐升高等肾病的指征，一定要及早就医，争取最好的治疗效果。

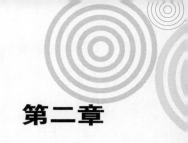

第二章

学会看
各种检查

　　很多人以为只有泌尿系统疾病才需检查尿常规，其实不然，尿常规可以筛查早期肾脏病，而某些全身性病变以及身体其他脏器的疾病（如糖尿病、血液病、肝胆病）也会影响尿液状态，因此尿常规检查结果具有很重要的临床价值。

一、尿常规结果，如何正确解读？

尿常规作为医学检验三大常规项目之一，具有十分重要的意义。很多人以为只有泌尿系统疾病才需检查尿常规，其实不然，尿常规可以筛查早期肾脏病，而某些全身性病变以及身体其他脏器的疾病（如糖尿病、血液病、肝胆病）也会影响尿液状态，因此尿常规检查结果具有很重要的临床价值。门诊经常会遇到患者拿着尿常规报告单问里面的"+"是什么意思，那么尿常规究竟要怎么看呢？我们最主要看以下几点。

先看颜色

正常尿液是清晰、透明的淡黄色，当尿液出现其他颜色时就可能提示身体出现异常。

1. 红色

如果尿液为红色，则可能带有血液，常见于尿路结石、肿瘤、感染、肾炎，也考虑为血液系统疾病，如血小板减少、过敏性紫癜等。但某些时候，我们进食红心火龙果、紫萝卜、甜菜等富含红色素的食物，或服用利福平、氨基比林等药物后，尿液也会呈红色。

2. 橘黄色

橘黄色尿液常见于肝胆道疾病，如黄疸。但服用复合维生素、呋喃类药物，或大量食用胡萝卜后，尿液也会呈深黄色。

3. 乳白色

乳白色尿液常见于严重尿路感染引起的脓性尿、丝虫病或肾周围淋巴管梗阻引起的白色乳糜尿。

4. 紫色

紫色尿液多见于使用尿管的患者发生尿路感染时出现的紫色尿袋综合征。

如果出现尿液颜色异常，首先要排除是否由食物或药物因素引起。如果持续未恢复正常，应该尽早就医。

再看验单

1. 尿比重

尿比重容易受饮食、活动、出汗等影响。如果短时间内大量饮水，尿比重会下降，反之，饮水量少则会上升。所以，如果化验单中其他项没有异常，仅尿比重有"箭头"，则不必慌张，因为可能与饮水量相关。

2. 酸碱度

正常的尿液多为弱酸性，但容易受食物、药物影响。一般来说，偏好肉食者，尿液偏酸性；偏好素食者，尿液偏碱性。

3. 尿白细胞

很多人看到尿白细胞项为"＋"，就以为感染了，其实不一定。首先要排除标本是否被污染。污染源可能来自尿道及周围的污染物、女性的白带、尿杯等。因此，留取小便有讲究，最好使用医院提供的容器，一定要留取中段尿，要求1 h内送检，以免滋生细菌。若排除了标本污染，同时又伴随尿频、尿急、尿痛等症状，则极有可能是泌尿系统炎症，建议尽早就医。

4. 尿潜血、尿红细胞

首先，要明白尿潜血阳性 ≠ 血尿，当镜检红细胞超过 3 个 /HP 时才称为血尿。而潜血测试采用的是干化学试纸法，不仅红细胞会引起变色，其他成分也可能引起尿潜血阳性。所以，当尿常规出现单独的潜血项目为"+"时，应该反复排查假阳性，同时需结合尿红细胞项目查看，若也有"+"，则可能存在泌尿系统炎症、肾炎、结石、肿瘤等疾病。

5. 尿蛋白

很多时候，人们常说尿蛋白容易导致尿中有泡沫。但其实正常情况下，尿液中的一些有机物质和无机物质能使尿液张力增强，也会出现一些泡沫。因此，不能仅依靠尿中有无泡沫来确定是否有尿蛋白，还要靠尿液的检查。当尿蛋白提示阳性时，首先要排除送检标本为剧烈活动后、寒冷或高热环境下留下的标本，因为这些情况下可能出现生理性尿蛋白，这是正常的。而病理性蛋白尿，常见于各种肾炎、泌尿系感染、高血压肾病、糖尿病肾病等。

6. 尿亚硝酸盐

该指标阳性提示可能出现泌尿系感染，或者是吃了一些亚硝酸盐含量高的食物，如隔夜菜、腌制食品等。

7. 尿酮体

该指标阳性可见于糖尿病酮症酸中毒，但妊娠期、呕吐腹泻、饥饿时也会出现。

8. 尿葡萄糖

很多时候，大家以为只有糖尿病患者才会尿糖高，其实未必。大量进食糖分或打葡萄糖吊针时也可能出现尿糖阳性，或者是因服用某些降糖药物，使糖分从尿中排出。

9. 尿胆原、尿胆红素

该指标阳性常代表有肝胆疾病，也可能受饮食、熬夜、便秘等情况的影响。

10. 上皮细胞

尿常规里单独出现上皮细胞阳性没有太大的临床意义，但合并其他异常时，要考虑会不会是尿液污染。

11. 结晶

正常人的尿液也可能出现一些代谢性盐结晶，其实不必过于惊慌。如果是草酸钙结晶，又伴有尿红细胞阳性、尿频、尿痛，则提示可能为肾结石或膀胱结石；如果出现尿酸结晶，则提示可能为高尿酸血症或者痛风。

二、如何正确留取尿标本？

对于肾病患者，尿液检查是很重要的检查项目，正确地留取尿液是保证检查结果准确无误的必要前提，下面将详细介绍。

肾内科常见的尿标本种类

1. 晨尿

晨尿是指清晨起床后排出的第一次尿液。晨尿较为浓缩，其中的细胞、管型成分浓度较高，如果存在异常，就更容易被发现。因此，尿常规检查的时候应尽可能留取晨尿。

2. 随机尿

随机尿是指随机排出的尿液，这种尿液标本不受时间限制，但易受多种因素（如运动、饮食、用药、情绪、体位等）影响。一般当条件不允许留取晨尿时可考虑留取随机尿。

3. 24 小时尿

24 小时尿是指留取 24 h 的全部尿液。

什么是中段尿？

尿液排出时，按照排尿顺序，可分为前段、中段和后段。中段尿是指排尿过程中处于中间的那一部分尿液。因为中段尿流速较快，不容易受到尿道中污染物的影响，能够尽可能减少误差，所以，在做一次性的尿液检查时，应留取中段尿，保持清洁，并尽快送检。

如何防止标本受污染？

尿液受污染会导致检查误差。所以，在留取尿液标本时，应注意私处的清洁，女性留取尿液标本时，需要避开月经期。男性如包皮过长，则建议清洗尿道口后，留取小便。

留取尿液标本应尽量留取中段尿，防止分泌物混入。如需要留取尿液做细菌培养，还需要特别对外阴进行消毒后再留取中段尿。

留取尿液的容器也有一定要求，应干燥清洁、无污染物、无干扰性化学成分。因此，建议到医院化验室领取留尿的容器。

三、如何正确留取 24 小时尿？

有一些检查需要留取 24 小时尿，比如检验 24 小时尿蛋白、24 小时尿微量白蛋白等。

准备的物品：有盖的尿桶、搅拌棒、量杯或秤、标本管。

时间段：留取 24 小时尿的一个关键点是把握好准确的 24 h，可以"留尾不留头"或"留头不留尾"。如果打算留今天 7 点到明天 7 点这 24 h 的尿液，那么，今天 7 点的尿液可以不要，将此后开始的每一次尿液全部都收集起来，直到明天早上 7 点。明天早上 7 点的尿液也需要保留，这叫"留尾不留头"。当然，也可以"留头不留尾"，即收集今天 7 点开始的第一次尿液，一直到明天早上 7 点，但明天早上 7 点的那一次不要收集。

记得搅匀：留取完尿液后，要用量杯测量或称量好尿液总量并记录，最关键的步骤就是要用搅拌棒搅拌混匀 24 h 的尿液，这样才能使尿液当中的各种成分均匀分布，搅匀后再取一小杯放入专门的试管中送检即可。

注意事项：尿桶要存放在阴凉处，女性应避开月经期，还应避免混入污染物（如粪便等）。如果是炎热、潮湿的地区，也可考虑加用防腐剂。

送检：收集尿液之后，应立即送去医院检查，尿液要新鲜，若放置时间长，尿液里面的蛋白质变性、红细胞被破坏，则会影响检查结果。

四、肾功能检查怎么看?

肾小球滤过废物的能力，即肾小球滤过率（GFR）的大小，反映肾脏排泄功能的好坏。肾小球滤过率，需要根据血肌酐、年龄、性别等来计算，是反映肾功能最常用和最重要的指标。此外，胱抑素 C、尿酸、尿素氮也是需要关注的重点指标。

肾小球滤过率，是临床常用的衡量受检者肾小球滤过能力的客观指标之一。有多种方法可以测量患者的肾小球滤过率，但它们一般都耗时较长且过程繁琐，因此，现在临床常用的方法都是用一些计算方法"间接"推导肾小球滤过率，我们将其简称为"估算肾小球滤过率"（eGFR）。估算的方式有多种，其中以简化版 CKD-EPI 估算肾小球滤过率在临床上最常用。一般是采用血肌酐、年龄、性别，套用 CKD-EPI 的公式，从而测算出来的。国际上根据肾病患者的估算肾小球滤过率，将肾病患者的肾功能分为 5 期：CKD1 期，估算肾小球滤过率 ≥ 90；CKD2 期，估算肾小球滤过率在 60 ～ 90 之间；CKD3 期，估算肾小球滤过率在 30 ～ 60 之间；CKD4 期，估算肾小球滤过率在 15 ～ 30 之间；CKD5 期，估算肾小球滤过率小于 15。

血肌酐（SCr）：可以理解成体内的代谢废物，基本由肾脏排泄，所以当肾功能出现问题时，排泄量减少，血肌酐的数值就会上升。当然，血肌酐的水平也与患者的饮食、肌肉含量有关，爱吃肉食、肌肉发达的人群，血肌酐比普通人群的正常值高一些，而长期素食、肌肉不发达的人，这个值会比较低。由于不同的检验机构采用的测算方式不同，因此血肌酐的正常范围会有所不同。

胱抑素 C（Cys-C）：血液中的胱抑素 C 基本上只通过肾脏进行排泄，因此，它在血液中的浓度可以较好地反映肾功能，并且受性别、年龄、饮食、肌肉含量等的影响小，是常用的反映肾功能的指标。

尿酸（UA）：在正常情况下，约 70% 的尿酸经肾脏排出体外。若肾病患者肾脏排泄功能下降，尿酸排泄减少，则常伴随有高尿酸血症。

尿素氮（BUN）：尿素氮也是经肾小球滤过而排出体外的，所以当肾脏排泄功能下降时，血液中的尿素氮数值就会升高。当然，尿素氮的敏感性较差，一些消耗性疾病、消化道出血、脱水、进食高蛋白饮食等都可能使尿素氮升高。

五、肾病患者的血常规重点关注哪些指标？

血常规几乎是抽血必查的检查项目。患者到底应该重点关注哪些指标呢？血常规检查主要包括白细胞计数（WBC）、红细胞计数（RBC）、血红蛋白（Hb）与血小板（PLT）等，这些是肾病患者需要关注的重点指标。

白细胞计数

白细胞反映机体对抗细菌的战斗力，它的多少决定了机体战斗力的强弱。当病菌侵入人体时，白细胞能通过变形穿过毛细血管壁，集中到病菌入侵部位，将病菌包围、吞噬。如果体内白细胞的数量高于正常值，很可能是细菌感染导致的炎症反应。

红细胞计数和血红蛋白

红细胞反映的是我们的精气神，红细胞负责把氧气和营养运输到全身器官，再把人体内的废物搬运出去。

血红蛋白是红细胞中的一种蛋白质，也称血色素，专门负责运输氧气。当血红蛋白降低时，就是所谓的贫血，可出现困倦、疲劳、四肢无力等症状，严重时甚至会出现头晕目眩、出冷汗、心悸等症状。

血红蛋白正常范围一般是男性在 120 g/L 以上，非妊娠期女性在 110 g/L 以上，妊娠期女性在 100 g/L 以上。血红蛋白在 90 g/L 到正常值之间，表示轻度贫血；血红蛋白在 60 ～ 90 g/L 之间，表示中度贫血；血红蛋白在 60 g/L 以下，表示重度贫血。慢性肾衰竭患者通常会伴有肾性贫血，需要积极治疗。

血小板

血小板的作用是修补破损的血管，并负责凝血、止血等。作为血管里的"维修队"，它们坚决奉行"哪里坏了去哪里"的使命，一旦出现伤口，它们会立即赶到，填补缺口。

血小板正常范围是（100 ～ 300）×10^9/L。如果血小板太低，则血管上的漏洞修复得很慢，很容易造成凝血障碍。

免疫病、血液病和使用某些药物（如阿司匹林等），都可能导致血小板减少，一旦出现，需要积极处理。

以上三项，是解读血常规报告单时最常用的数据。血常规项目很多，不同情况下，医生还会借助血常规中的其他指标进行分析。

六、血脂检查怎么看？

"医生，我胆固醇好高啊，你看这里这么多箭头……"临床上很多肾病患者都伴有血脂异常。高血脂是诱发冠心病、心肌梗死、心脏性猝死和缺血性脑卒中的危险因素。血胆固醇水平每升高 1%，冠心病发病率就增加 2% ~ 3%。心血管疾病是慢性肾脏病的常见并发症，30% 的慢性肾脏病患者最终死于心血管疾病。

什么是血脂？

血脂是血清中所含脂质的总称，主要包括中性脂肪（甘油三酯）和类脂（磷脂、糖脂、固醇等），来源分为人体组织细胞合成的内源性血脂成分和通过食物获得的外源性血脂成分。

血脂检测通常有七项，分别是：总胆固醇、甘油三酯、高密度脂蛋白胆固醇、低密度脂蛋白胆固醇、载脂蛋白 A、载脂蛋白 B、脂蛋白（a）。其中前四项是基本的临床实用检测项目，也是我们常说的"血脂四项"。

指标解读

总胆固醇（TC）：总胆固醇是指血液中各种胆固醇的总和。80% 的胆固醇是人体内部代谢产生的。胆固醇过多会在血管壁沉积，使肾脏血管发生炎症反应，造成血管变窄，失去弹性，变硬变脆，加速肾脏病进程。

甘油三酯（TG）：甘油三酯是人体内含量最多的一种脂类，大多从食物中消化吸收，主要来自动物内脏及高脂、高糖、高热量饮食。甘油三酯会在人体的不同部位堆积，从而造成不同的后果。比如：堆积在皮下，人会发胖；堆积在肝脏，会造成脂肪肝；堆积在血管壁，会造成血管硬化。

高密度脂蛋白胆固醇（HDL-C）：高密度脂蛋白胆固醇是"好胆固醇"，对血管有保护作用。它就像是清道夫，将多余的胆固醇从动脉中清除，把血管壁上沉积的胆固醇运到肝脏处理掉，帮助血管恢复弹性，对心血管、肾脏血管有保护作用。一般情况下，HDL-C 低于 1.04 mmol/L 被认为是偏低的，常见于营养不良、贫血、肝炎和肝硬化等。

低密度脂蛋白胆固醇（LDL-C）：相对于高密度脂蛋白胆固醇，低密度脂蛋白胆固醇是"坏胆固醇"，是导致动脉硬化的基本因素。低密度脂蛋白胆固醇过多，会沉积在血管壁上，越积越多，以致形成斑块，堵塞血管。

七、肝功能检查怎么看？

肝脏有些什么功能？概括地说，肝脏具有代谢功能、生物转化功能、分泌与排泄功能。肝脏是人体的"生化工厂"，既能"供养"，也能"排毒"。肝功能检查一般包含的项目有：谷丙转氨酶（ALT）、谷草转氨酶（AST）、总胆红素（TB）、直接胆红素（DB）、总蛋白（TP）、白蛋白（ALB）等。

反映肝功能最常用的两个指标是 ALT 和 AST。因为当肝脏细胞受到损伤时，这两项指标就会升高。经常听到一些药物具有肝肾毒性，服药过程中要监测药物是否会对肝脏造成伤害，主要就是看这两项指标有没有升高。当然，这两个指标太过于敏感，所以在很多情况下会升高，比如大量饮酒、熬夜等等。

另外，在肝脏相关化验中，ALB 和 TP 也是肾内科医生很关注的指标。因从尿液中丢失大量蛋白质，或者肝功能异常、营养不良等，血液中 ALB 和 TP 降低，明显低于正常值时，患者就会出现水肿的症状。

八、离子结果怎么看?

"医生，我刚刚接到个电话，医院检验科说我的钾太高了，要回来医院处理……这是怎么一回事? "其实，这说的是离子水平的问题。

离子是指电解质，血液中重要的电解质有钾、钠、氯、钙、镁等元素，它们是机体不可缺少的组成部分。健康的肾脏对体内的各种电解质具有调节作用，可保持内环境（水、电解质、渗透压、酸碱度）的稳定。因此，肾脏被人们称为机体内环境的"稳压器"。当肾脏功能减退时，肾脏调节能力也会减退，内环境出现紊乱，因此，慢性肾脏病患者需要及时关注血液中的离子水平。

钾

人体内的钾主要来源于食物，钾离子主要通过肠道被吸收，存在于血液和细胞内。大部分钾离子（约98%）存在于细胞内，因此，细胞内钾离子的浓度高，细胞外钾离子的浓度低，这种浓度的差异性对神经传导、肌肉等的活动起着重要作用。血液中约90%的钾离子可通过肾排出体外。

随着肾病患者肾脏功能的下降，血液中的钾离子浓度缓慢上升，容易出现高钾血症。高钾血症初期表现为肌肉震颤、抽筋、感觉异常、肌肉无力等症状，严重时还可能导致心律不齐，甚至心搏骤停和猝死，出现以上症状时一定要及时寻求医疗救助，进行降钾处理。因此，对于慢性肾衰竭患者，医生通常建议定期监测电解质，有异常时要及时处理。

钠

钠离子是血液中最多的阳离子，对保持细胞外液容量、调节酸碱平衡、维持正常渗透压和细胞生理功能有重要意义。

肾病患者普遍都知道要控制盐（即氯化钠）的摄入量，但其实，慢性肾脏病患者在尿毒症期经常会出现低血钠症状。一方面是因为血中尿素浓度增加，为了维持血浆渗透压，水从组织间移向血液，钠被稀释而导致浓度降低；另一方面，尿毒症患者的肾脏保钠能力减弱，因此血液中钠离子的浓度常常会下降。

钙和磷

正常情况下，血液中的钙离子和磷离子的浓度维持在恒定水平，比例约为 2 : 1，即钙离子浓度为 2.25 ~ 2.75 mmol/L，磷离子浓度为 0.81 ~ 1.45 mmol/L。但随着肾病患者肾脏功能的减退，磷从肾小球滤过减少，造成血磷升高。高磷血症会刺激甲状旁腺，引起一系列的机体反应，不仅破坏骨质，还可引起肠道、肾脏对钙的吸收减弱，引起低钙、高磷，并可能引发心脏瓣膜钙化、肾性骨病。因此，肾病患者需要定期检查血钙、血磷的情况，必要时进行干预治疗。

九、酸碱平衡紊乱怎么看？

"医生，为什么会酸中毒？我没吃酸的东西呀！"王叔听到医生说要注意酸中毒的时候，一头雾水。很多肾病患者都会碰到"酸中毒"的情况。

酸中毒与吃没吃酸的东西有关系吗？其实没有很直接的关系。人体的体液有一定的酸碱度，人体的酸碱平衡是维持机体生命活动的重要基础。

正常膳食结构下，人体内产生大量的酸性物质和少量的碱性物质。肾脏能够排泄酸性代谢废物，重吸收碱，对平衡机体的酸碱环境发挥重要作用。

酸中毒

当肾脏排泄功能减退时，肾脏的排酸能力也会减弱，而且对碱性物质的重吸收能力也会降低。因此慢性肾脏病中后期的患者常常会出现不同程度的酸中毒。

酸中毒会出现一系列的临床症状，比如体形消瘦、营养不良，增加糖尿病的发病风险，引起机体神经、肌肉、呼吸的系列改变，严重的酸中毒可能威胁生命，需要送往急诊紧急处理。

指标怎么看？

当肾病患者出现代谢性酸中毒时，主要表现为血中碳酸氢盐浓度降低，在生化单上反映为二氧化碳总量低于正常范围。机体二氧化碳总量（TCO_2）介于 18 ~ 23 mmol/L，属于轻度酸中毒；介于 14 ~ 18 mmol/L，属于中度酸中毒；介于 7 ~ 14 mmol/L，属于重度酸中毒；< 7 mmol/L，属于极重度酸中毒，需要紧急处理。

十、甲状旁腺激素是什么？为什么会高？

有的患者一直想不明白：为什么甲状腺明明没有肿，但是甲状旁腺激素却很高。首先，大家要知道，甲状腺和甲状旁腺是两个不同的概念，与肾病患者的健康息息相关的往往是甲状旁腺激素的水平，它对维持机体的钙磷平衡有非常重要的意义。

随着肾脏功能的持续下降，慢性肾脏病患者的胃肠道对钙的吸收能力减弱，身体的钙磷水平开始出现紊乱，血液中钙的浓度下降，而磷的浓度升高。

为了维持机体的钙磷水平，充当钙磷"督察官"角色的甲状旁腺会加班加点工作。

一方面，在初始阶段，增加分泌的甲状旁腺激素对维持钙磷水平有一定的效果。但高负荷的工作状态，容易导致其病态增生，继发性甲状旁腺亢进就接踵而至了。

另一方面，过多的甲状旁腺激素会导致骨质中的钙游离出来，因此，部分患者会出现骨质疏松、骨折和骨痛等症状。此外，血液中的钙质容易沉积到血管，导致血管钙化；钙质沉积到心脏，会引起心肌钙化、瓣膜钙化；钙质沉积到皮肤，则会发生痛性结节、溃疡。

血液中的钙过多，也就意味着肾脏的滤过负担加重，肾脏、输尿管、膀胱形成磷酸钙结晶的概率增加，容易导致尿路结石的发生。

同时，甲状旁腺激素升高的肾病患者常常伴随有高磷血症，因此，医生会提醒患者控制磷的摄入，必要时使用一些降磷药物，甚至可能需要进行甲状旁腺切除手术。

十一、抽血前需要注意什么？

除了小部分医生有特别交代的项目可以不空腹，大部分需要抽血的检查项目要求空腹。正确做好空腹抽血，要注意下面几点：

（1）采血前一天不宜进行剧烈运动，避免情绪紧张。按照日常饮食习惯进食，避免高蛋白饮食、饮酒、喝咖啡等。

（2）采血前需要空腹，一般是指从前一晚 22:00 开始不再进食，直到抽血后才可以进食。

（3）采血前一晚一般从 22:00 开始不饮水，如果觉得口渴或者需要服药，可以少量饮水。

（4）采血前一般无须停用日常服用的治疗药物，比如清晨的降压药可以正常服用，这样既不会影响检查结果，又能控制好血压，比较安全。但如果是需要饭后服用的药物，则可以等抽完血并进食后再服用。

十二、放射性核素检查是什么？

肾脏 ECT，是一种利用放射性核素检查的方法，主要用来评估肾脏的功能情况、肾脏的损害程度，对临床肾脏疾病诊断有一定的帮助。目前常用的方法是将放射性核素标记物注入人体后，应用特殊的探头置于双肾的位置，观察双侧肾脏的血流灌注、实质形态和功能，以及尿路引流情况，从而计算肾脏的肾小球滤过率。

它的优点在于可以结合肾脏的解剖结构，分别计算出每一侧肾脏的功能情况。但是由于它具有放射性，且费用颇高，不常用于评价肾功能，目前临床上多通过测算血肌酐值，再代入公式估算肾功能。但对于两侧肾脏损伤不一致的疾病，如一侧梗阻性肾病，则还是建议用肾脏 ECT 检查。

十三、肾脏超声检查，看的是什么？

肾脏超声检查是目前临床应用最普遍的无创性肾脏影像学检查，能够快速判断肾脏的位置、外形和大小，在肾脏疾病的诊断、疗效观察以及预后判断等方面具有十分重要的作用。

超声检查可以观察肾脏的大小、肾脏包膜的形态、肾实质的厚度以及根据回声的强弱判断肾脏病变。比如，慢性肾衰竭患者的肾脏超声检查结果可出现肾脏缩小、肾实质分界不清晰、回声不均匀的表现。另外，超声检查可鉴别肾脏囊性或实性病变，也可发现肾盂积水等病变。彩超还可帮助判断肾脏各血管的情况。

十四、肾穿刺是什么？

"医生，我听说肾病要做什么穿刺才能治疗，是这样吗？岂不是很痛？"事实上，肾脏病的完整诊断包括三个部分：一是临床诊断，如肾炎综合征、肾病综合征等；二是病理诊断，如 IgA 肾病、膜性肾病等；三是肾功能评价，如评定慢性肾功能分期等。

临床诊断和肾功能评价都可通过症状、体征和化验确定，但病理诊断则必须通过肾穿刺活检获得。概括来说，肾脏病理检查的意义主要有以下几点。

明确诊断

很多情况下，不同类型的肾病临床表现可能相似，通过肾穿刺活检可以明确疾病具体的病理变化、类型，并结合临床做出疾病的最终诊断。

指导治疗

尽管很多肾病患者临床表现相似，但病理类型可能完全不同，治疗方案也必然有所差异。如果没有做肾穿刺病理检查，医生就没有办法知道确切的病理类型，治疗上难以做到精准用药。

判断预后

不同的病理表现有着不同的预后。通过病理诊断结果可以判断是急性肾衰还是慢性肾衰、肾功能损害是否有逆转的可能。此外，病理诊断结果对判断尿毒症期的患者是否适合接受肾脏移植也有重要参考意义。

修正方案

有时为了了解治疗效果或了解病理进展情况，还需要进行多次肾脏病理检查，从而为治疗计划的继续实施或修正提供依据。

十五、肾穿刺的适应证和禁忌证是什么？

常有患者问：是不是所有肾病患者都需要做肾穿刺呢？答案当然是否

定的。是否需要做肾穿刺，是因人而异的，需要患者和专科医生仔细沟通确定。那么，肾穿刺的适应证和禁忌证有哪些呢？

适应证

（1）肾病综合征或肾炎综合征：蛋白尿持续＞1 g/d。

（2）怀疑遗传性肾脏病。

（3）急性肾功能损伤，排除中毒等诱因，临床及实验室检查无法确定其病因时。

（4）移植肾后肾功能明显减退但原因不清，或由严重排异反应决定是否切除移植肾，或怀疑原有肾脏病在移植肾中复发时。

禁忌证

（1）绝对禁忌证：明显的出血倾向。

（2）相对禁忌证：

①精神异常或不能合作者。

②孤立肾、萎缩肾或一侧肾功能已丧失。

③活动性肾盂肾炎、肾结核、肾盂积水或积脓、肾脓肿或肾周围脓肿。

④肾脏动脉瘤或肾肿瘤。

⑤多囊肾或肾脏大囊肿。

⑥妊娠晚期、重度肥胖或严重腹水。

⑦尚未控制的心力衰竭、严重高血压。

⑧严重贫血、血容量不足。

肾穿刺有风险吗？

第一例肾穿刺活检术距今已有 100 余年历史。在肾内科，这是一项历史悠久、发展成熟的检查手段，肾穿刺过程仅取出极少量的肾脏组织（一般为十几至几十个肾单位）用于检查，而每一个肾脏拥有 100 万个以上的肾单位，所以肾穿刺就好比从一棵大树上摘下几片叶子，正常情况下并不会给肾脏造成损伤。当然，和医生做好充分的沟通，术前术后做好充足的准备，非常重要。

十六、肾穿刺前后应该注意什么？

肾穿刺是怎样操作的？

肾穿刺一般都是在超声引导下进行的。患者趴在床上（因为肾脏位置靠近背部），肚子下面垫个枕头，让肾脏离体表更近，在 B 超上显示得更清晰。由于肾脏大部分在肋骨的掩护下，还会随着呼吸上下移动，这时医生会嘱咐患者吸一口气后憋住，然后继续根据超声引导进针，所以进行肾穿刺的时候需要配合医生。在超声定位、消毒、局部麻醉后，穿刺针经过皮肤，到达肾皮层后，会听到"啪"的一声，这是穿刺枪工作的声音，说明已经取得少量肾脏组织。

肾病患者一旦确定需要进行肾穿刺，则要开始做好相关的术前准备，并注意做好术后处理，这样才能提高肾穿刺的成功率及减少术后并发症。

术前准备

1.练习憋气（一般在 20 s 左右）以及在平卧状态下排尿

在进行肾穿刺活检的过程中，需要患者憋气，避免肾脏移位，因此患者需要在术前练习憋气。肾穿刺术后需要卧床 24 h，因此需要练习在平卧状态下排尿。

2.特殊情况的准备

（1）服用抗凝血药物或血小板抑制药物的患者，需要在肾穿刺前 3 天停止服用药物。

（2）严重贫血的患者，可输血至血红蛋白升至 80 g/L 以上。

（3）血小板严重减少的患者，应在纠正后行肾穿刺。

术后注意事项

（1）术后需要绝对卧床 24 h。术后 6 h 可翻身，术后 24 h 应尽量在床上进食和大小便。

（2）多饮水，促进膀胱内少量积血排出体外。

（3）术后留取 1 ～ 3 次尿液，隔日留取晨尿一次，以检查出血情况。

（4）密切注意有无肾区痛、腹痛、发热及血尿等不适，出现上述症状时应及时向医生、护士反映。

（5）卧床期间，患者应该安静休息，减少躯体的移动，避免引起伤口出血。

（6）平卧 24 h 后，若病情稳定，无肉眼血尿，可下地活动；若出现肉眼血尿，应延长卧床时间至肉眼血尿消失或明显减轻。

肾穿刺可能的并发症

1. 血尿

绝大多数患者会出现不同程度的镜下血尿，少数患者会出现肉眼血尿，一般无须特殊处理，延长卧床时间即可。血尿伴严重血压降低者，要进行输血、补液或外科手术止血。

2. 肾周血肿

大多数患者会出现肾周血肿，但一般为小血肿，无临床症状，1～2周内可以自行吸收；血肿较大者，可能出现恶心、呕吐、腰腹部压痛，偶尔可能触及肿块。一般保守治疗后可以自愈，出血不止且血压下降者可考虑手术结扎或血管造影。

3. 动静脉瘘

动静脉瘘通常表现为无症状，偶尔可能出现持续性血尿、顽固性高血压等。绝大多数患者可以自愈，少数出血不能控制者需进行瘘闭塞手术。

4. 感染

感染的发生率较低，多为原有肾感染在穿刺后扩散所导致。一旦发现感染，应及时进行抗菌药物治疗。

十七、造影剂，不得不说的伤

随着放射诊断技术和介入治疗的发展与普及应用，造影剂的使用越来越普遍。造影剂可以使检查图像更加清晰，但它主要由肾脏代谢，因此，由造影剂引起的肾功能损害的发生率也在不断上升。很多患者担心造影检查给肾脏带来损伤和负担，甚至拒绝一切造影检查。是否有这个必要呢？

造影剂的种类和剂量选择

根据渗透压，造影剂可以分为高渗性、低渗性和等渗性三类；根据成分结构，造影剂可以分为离子型和非离子型。其中，高渗性造影剂导致肾功能损害的风险最高，其次是低渗性造影剂，等渗性造影剂的风险最低。另外，造影剂的剂量越大，发生肾病的风险也越高。因此，应该尽可能选择等渗性或低渗性非离子型造影剂，并且尽量减少造影剂用量，具体选用方案应由肾内科医师根据患者实际情况酌情选择。

如何预防造影剂相关肾损害？

1. 水化

造影前及造影后需要按医嘱进行充分"水化"。一般来说，是在检查前 6 ~ 8 h 口服生理盐水进行水化，检查后 12 ~ 24 h 联合应用静脉补液和口服补液进行水化，其目的是纠正血容量不足。这样可以减轻造影剂的毒性，减少或避免造影剂相关肾损害的发生。

2. 避免使用肾毒性药物

造影前 1 ~ 2 天应停用非甾体消炎药以及其他肾毒性药物。

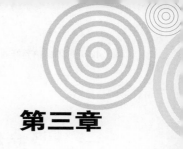

第三章

常见肾病，要对症治疗

原发性肾病综合征的病因和发病机制不是很明确，可能与遗传因素、过敏体质、免疫机制相关，其发病往往由呼吸道感染、过敏反应等引起。

一、肾病综合征

什么是肾病综合征？

肾病综合征是临床上最常见到的肾脏疾病之一，最突出的特点就是患者会表现出"三高一低"，"三高"为大量蛋白尿（24小时尿蛋白＞3.5 g）、高度水肿和高脂血症，"一低"是指低白蛋白血症（血清白蛋白＜30 g/L）。

原发性肾病综合征

原发性肾病综合征是指患者病情初始发于肾脏，肾脏的正常结构被破坏，尿液中出现了大量的蛋白丢失，再进一步引起低白蛋白血症，引起高度水肿、高脂血症。原发性肾病综合征的病因和发病机制不是很明确，可能与遗传因素、过敏体质、免疫机制相关，其发病往往由呼吸道感染、过敏反应等引起。原发性肾病综合征的病理类型有很多，通常需要通过肾穿刺，在肾脏上取一小段肾组织进行观察来诊断。

继发性肾病综合征

继发性肾病综合征是指由其他疾病导致的出现"三高一低"症状的肾脏疾病。简单归纳可能包括以下因素：

（1）感染性因素：病毒感染，如乙型肝炎病毒、柯萨奇病毒、巨病毒感染；细菌感染，如链球菌、葡萄球菌、肺炎双球菌感染；寄生虫感染，如疟原虫、血吸虫等感染。

（2）自身免疫性因素：如系统性红斑狼疮、过敏性紫癜、干燥综合征、类风湿性关节炎等疾病，这些疾病本身对肾脏有持续的损伤，并有可能发展为肾病综合征。

（3）代谢性疾病因素：如糖尿病肾病、肾淀粉样变性、痛风性肾病等。

（4）肾毒性物质损害：如汞、铅、砷等造成的损害。

（5）过敏性因素：如蛇咬伤、蜂蜇、花粉过敏等。

（6）肿瘤和其他因素：如霍奇金病、淋巴瘤、多发性骨髓瘤、慢性淋巴性白血病、结肠癌等恶性肿瘤和妊娠高血压综合征等。

表 1 清楚地展现了肾病综合征的分类和常见的病因。

表 1　肾病综合征的分类和诱发肾病综合征的常见疾病

分类	儿童	青少年	中老年人
原发性	微小病变型肾病	系膜增生性肾小球肾炎、微小病变型肾病、局灶节段性肾小球硬化、系膜毛细血管性肾小球肾炎	膜性肾病
继发性	过敏性紫癜肾炎、乙肝相关性肾炎、系统性红斑狼疮肾炎	系统性红斑狼疮肾炎、过敏性紫癜肾炎、乙肝相关性肾炎	糖尿病肾病、肾淀粉样变性、骨髓瘤性肾病、淋巴瘤或实体肿瘤性疾病

并发症

肾病综合征患者往往由于需要使用糖皮质激素治疗，再加之蛋白质漏出导致免疫力低下，发生感染的概率增加，呼吸道、尿道、皮肤等都有可能出现感染。比较严重的并发症是血栓、栓塞，肾病综合征患者体内形成高凝状态，容易发生血栓、栓塞。如果发生在肾静脉、肺静脉、下肢静脉，均会造成梗阻等不良影响，增加发生心脑血管疾病的风险。

治疗

继发性肾病综合征往往应该以治疗原发病为主，而原发性肾病综合征的治疗常常会应用糖皮质激素或其他免疫抑制剂、细胞毒类药物，此类药物有一定的副作用，但又是治疗此病不可或缺的，因此进行全面的治疗前，医患之间一定要充分地沟通，共同做出选择。同时，还要注意控制高血压、高血脂等并发症。可以积极应用中医药，采用中西医结合治疗的方式往往会有更好的临床疗效。

预后

继发性肾病综合征的预后主要取决于继发病的情况。而原发性肾病综合征的治疗很多是终身的，经过积极治疗之后，有的患者临床上可以达到治愈的状态，比如水肿消失、蛋白尿转阴，但病理层面的病变可能是一直存在的，所以临床上也会有复发的风险。当然，每个病理类型都有其各自的特点。比如有的膜性肾病不经治疗也可能得到缓解，而系膜毛细血管性肾小球肾炎则疗效较差，需要及时评估肾功能。因此肾病综合征需要积极治疗、尽早治疗、个体化治疗，很多需要终身治疗。

二、肾炎综合征

什么是肾炎综合征?

肾炎综合征是指由各种原因引起的、发生于双侧肾脏肾小球的病变，临床表现为一组症候群。这组症候群一般包括（可不同时出现）水肿、蛋白尿、血尿、高血压、尿量减少或无尿、肾功能正常或下降。其中以血尿、蛋白尿为初期主要临床表现。

和肾病综合征有什么区别？

肾炎综合征和肾病综合征的症状及病因有交叉也有区别。两者均有水肿、尿检的异常，肾病综合征尿蛋白定量超过 3.5 g/d，同时血清白蛋白低于 30 g/L，而肾炎综合征常伴有高血压。在我国，两者大部分是原发性肾小球疾病导致的，部分为继发的，如糖尿病肾病、系统性红斑狼疮肾炎、系统性小血管炎肾炎、过敏性紫癜肾炎、病毒相关性肾炎、肿瘤相关性肾炎、多发性骨髓瘤肾损害、肾淀粉样变性等。

哪种情况更严重？

应从以下几个方面作比较：

1. 尿蛋白定量

一般来说，尿蛋白定量越高，可能提示肾病越严重，但实际上并非完全如此，比如"微小病变型肾病"蛋白尿一般会很严重，但大多数治疗效果都很好，而且进展为尿毒症的风险也比较低，只是容易复发。

2. 病理类型

通常病理类型表现为硬化性肾小球肾炎、局灶节段性肾小球硬化及膜增生性肾小球肾炎，其病情可能比较重。膜性肾病的 3 期及 4 期比 1 期及 2 期严重。IgA 肾病 4 级与 5 级重于 1 级与 2 级。病理报告中，肾小球硬化的比例越高，提示病情可能越重。当然，这些预测也不是绝对准确的。

3. 治疗难易度

每位患者对药物的反应可能都不太一样，所以经过治疗之后，尿蛋白控制得好的肾病，往往预后较好。

4. 并发症及合并症情况

如果合并血压明显增高且难控制，则提示病情较重。如果合并感染、血栓与栓塞性并发症，以及急性肾损伤或慢性肾功能不全，则提示病情较严重，如合并糖尿病的患者往往预后也会比较差。

三、IgA 肾病

IgA 肾病是一个病理学诊断名称，在临床上以血尿、蛋白尿为主要表现，可能伴有肾功能的损伤。在我国，IgA 肾病是主要的原发性肾小球疾病之一，也是导致终末期肾脏病的主要原因之一。

流行病学

我国 IgA 肾病的患病率占原发性肾小球疾病的 26% ~ 34%。通常男性的发病率高于女性，我国男女发病率之比约为 3 : 1。

临床表现

1. 发作性肉眼血尿

IgA 肾病通常发生于上呼吸道感染（扁桃体炎等）、急性胃肠炎、骨髓炎、腹膜炎、带状疱疹等感染后，亦偶于疫苗注射或剧烈运动时出现，往往与上呼吸道感染间隔的时间很短，几小时或 1 ~ 2 日后即出现肉眼血尿。肉眼血尿持续数小时至数天，有反复发作的特点。尿色发红或呈棕色，在大量血尿时罕见血凝块。若尿中红细胞以变形性为主，则提示为肾小球性血尿，有时也可为混合性血尿。40% ~ 50% 的 IgA 肾病患者出现过一过性或反复肉眼血尿，通常伴有上呼吸道感染。实际上，很大一部分 IgA 肾病患者首次就医都是因为肉眼血尿。

2. 镜下血尿

IgA 肾病常见镜下血尿，可能伴有蛋白尿，常在健康体检时发现，镜下血尿为儿童和青年人 IgA 肾病的主要表现。

3. 蛋白尿

可见不同程度的蛋白尿，但以轻、中度蛋白尿为主，10% ~ 24% 的患者出现大量蛋白尿甚至肾病综合征。

4. 其他表现

有一小部分患者临床上会表现为急性快速进展性肾小球肾炎，以水肿、高血压、肾功能不全以及血尿为特征。罕见情况下，IgA 肾病可能导致恶性高血压。

除了检验结果的异常外，大部分患者早期并无特异性的临床症状。部分患者可出现腰痛、腹痛，也可出现水肿、高血压，甚至突然少尿。高血压多发于年龄偏大者，随着病程进展，高血压发生率逐渐增加，此时有效的降压治疗能避免或延缓肾功能减退。

治疗

IgA 肾病的治疗常常会应用糖皮质激素或其他免疫抑制剂、细胞毒类药物，要根据病理检查的结果，结合医生的经验和患者的意愿一起做决定，选择合适的西药治疗，同时要注意控制高血压、高血脂等并发症，建议积极应用中药，采用中西医结合治疗的方式。

预后

IgA 肾病发现之初，曾被认为是预后良好的疾病，因为大部分患者虽有反复肉眼血尿和镜下血尿的发作，但是病理改变普遍比较轻微，其中还有少数可自行缓解。不过，从发现该病后追踪 20 年以上的患者的情况来看，还是有 20%～30% 的患者病情会进展到终末期肾脏病，近年来统计的终末期肾脏病患者中有 10% 为 IgA 肾病患者。因此医患的重视和配合，对控制 IgA 肾病进展显得尤为关键。

四、膜性肾病

膜性肾病是中老年肾病综合征的一个常见病因，其特征性的病理学改变是肾小球基底膜上皮细胞下免疫复合物沉积、基底膜弥漫性增厚。临床表现为肾病综合征（大量蛋白尿、高度水肿、高脂血症、低白蛋白血症）或无症状、非肾病范围的蛋白尿。

膜性肾病的病因是什么？

膜性肾病按发病原因可分为特发性膜性肾病和继发性膜性肾病。

1.特发性膜性肾病

特发性膜性肾病大多与抗磷脂酶 A2 受体抗体相关。抗磷脂酶 A2 受体抗体与足细胞上的相应抗原结合，形成原位免疫复合物，继而形成膜攻击复合物，损伤足细胞，破坏肾小球滤过屏障，产生蛋白尿。

2.继发性膜性肾病

继发性膜性肾病继发于系统性疾病，如系统性红斑狼疮、类风湿性关节炎、乙肝病毒感染。引起继发性膜性肾病的毒物、药物主要有汞、布洛芬、双氯芬酸等，它还与肿瘤或环境因素等有关。

膜性肾病有什么临床表现？

1.肾病综合征

膜性肾病临床表现为肾病综合征（大量蛋白尿、高度水肿、高脂血症、低白蛋白血症）或无症状、非肾病范围的蛋白尿。

2.镜下血尿

可伴少量镜下血尿。

3.肾病综合征并发症

肾病综合征的各种并发症均有可能发生，比较突出的是血栓、栓塞，常见于肾静脉血栓、下肢静脉血栓和肺栓塞。

4.体征

体征表现为双下肢或颜面水肿，严重时可出现腹腔积液、胸腔积液。部分患者可无临床症状，只是在常规体检时发现有蛋白尿。

膜性肾病要怎么治疗？

首先要在专科医生指导下明确诊断膜性肾病的分期，继而采取不同的治疗方案。患者要注意控制血压。其次，针对膜性肾病患者的静脉血栓、低白蛋白血症等并发症，可给予预防或纠正。

五、狼疮性肾炎

正确认识系统性红斑狼疮

系统性红斑狼疮，简称狼疮。机体的免疫系统在正常工作时，会杀灭致病微生物和可能转化为癌细胞的"坏"细胞。但有时机体会出现问题，使得免疫系统开始攻击健康细胞，而不只是杀灭"坏"细胞，这就是自身免疫的紊乱。狼疮就是这样的一种疾病，换句话说，如果出现狼疮，意味着身体的免疫系统正在攻击自己。

正确认识狼疮性肾炎

狼疮是一种系统性疾病，会攻击人体各个系统。因此，狼疮患者可能出现疲倦乏力、发热、头痛、鼻子和面颊上出现蝴蝶状皮疹等症状，尤其是在阳光照射后，还可能会出现脱发、关节疼痛和僵硬、尿液呈棕色（茶色）或泡沫状、口腔溃疡、手指或脚趾发冷等。甚至当疾病影响脑部时，可能造成神志的异常。所以狼疮是可以影响全身多个系统的。

狼疮性肾炎是系统性红斑狼疮最常见的肾脏并发症，其临床表现多样，最常见的是血尿、蛋白尿，部分患者伴有血肌酐上升。除此之外，还有可能出现疲倦乏力、水肿、高血压、皮疹、关节肿痛、腰痛等症状。

狼疮性肾炎的检查

尿液分析是发现系统性红斑狼疮是否损伤肾脏的简单方法。有狼疮病史的患者，应该定期进行尿液检查，同时，密切监测血肌酐等相关血清学指标，必要时进行肾脏超声检查及肾穿刺活检。

临床上，还会通过常规实验室检查，了解有用的诊断信息，通过血常规、尿常规、肾功能、免疫学检查［抗核抗体（ANA）、抗 dsDNA 抗体、抗 Sm 抗体、补体 C3］、C－反应蛋白、红细胞沉降率、尿蛋白／肌酐比值来评估疾病的情况。必要时，专科医生还会建议做肾穿刺病理检查等。

哪些表现是狼疮复发的危险信号？

狼疮患者可通过药物来控制症状和减缓疾病发展，使病情趋于稳定。由于目前暂无根治的方法，在感染、妊娠、手术、停药、劳累等因素的影响下，疾病可能复发，所以出现上述情况时要更加密切地监测病情。

狼疮复发的常见症状

（1）原因不明的发热：不能以感冒或咽部、肺部、泌尿系感染来解释，也并非其他疾病所致。

（2）鼻子和面颊上出现蝴蝶状皮疹，尤其是在阳光照射后，或伴有指（趾）端或其他部位的血管炎样皮疹。

（3）关节疼痛和僵硬再次发生。

（4）脱发突然明显。

（5）口腔溃疡加重。

（6）胸痛、呼吸困难。

（7）手、足、腹部或眼周出现肿胀。

（8）尿液呈棕色（茶色）或泡沫状。

（9）手指或脚趾发冷，且变苍白或变蓝。

狼疮性肾炎是不治之症吗？

狼疮患者必须使用药物来控制症状和减缓疾病发展，狼疮性肾炎患者也是如此。狼疮性肾炎有时会自行消退，有时会在治疗后复发。虽然目前狼疮性肾炎从病理学的角度来说是无法完全治愈的，但是临床上可以把症状完全控制住，让患者很好地生存，只要病情控制稳定不复发，也能正常地工作、结婚、生子。

常用的治疗方法

有一些药物可缓解狼疮症状，或减轻自身免疫应答，或同时具备这两种作用。这些药物包括：

（1）非甾体抗炎药，如布洛芬等，可减轻关节疼痛。

（2）羟氯喹，最初被用于治疗疟疾，目前也用于治疗狼疮。

（3）激素和相关药物，可部分"关闭"免疫系统，有助于治疗由狼疮引起的疾病，当然，会有一定的副作用，比如可能引起肥胖、骨骼脆弱，甚至导致糖尿病等。

还有其他治疗方式，如生物制剂、免疫球蛋白冲击、血浆置换、中医药等。

日常管理方法

与其他慢性病一样，患者可以通过科学、合理的方式管理狼疮性肾炎，病情若稳定，也能像正常人一样生活、工作。日常生活中，需要注意以下几点。

1. 避免感染

由于患者长期服用激素或其他免疫抑制剂，抵抗力相对较低，容易合并感染相关并发症，而感染又是诱发加重狼疮性肾炎病情的重要因素。所以，狼疮性肾炎患者平时应该注意季节、气温的变化，及时增添衣物，避免感染；尽量少去人多的地方；如果出现发热、咳嗽、腹泻等症状，应及时到医院就诊。

2. 控制饮食

处于活动期时，应以清淡饮食为主，多吃富含维生素的青菜和水果。日常避免食用一些光敏感性食物，如芹菜、香菜、无花果等。易过敏体质者，还应尽量少吃各类海鲜，以免引起过敏，导致狼疮的复发。

3. 适当锻炼

适当的锻炼可以提高身体素质，病情稳定时可以进行散步、游泳、打太极拳等活动，平时还可以做一些家务劳动。各项活动以不疲劳为宜，同时还应确保充足的睡眠。

4. 调整心态

狼疮是一种慢性病，需要长期治疗和控制，只有保持良好的心情，树立战胜疾病的信心，避免过度焦虑，才可能战胜狼疮，做到"与狼共舞"，而不是"谈狼色变"。

六、肾囊肿

什么是肾囊肿？

在医学上，凡肾脏上长了囊肿，不论是单个还是多个，是遗传所得还是后天所得，都属于囊肿性肾脏病。平时常说的肾囊肿，多指单纯性肾囊肿，它是成年人肾脏最常见的疾病，也是发病率最高的一种结构异常疾病。

单纯性肾囊肿并不可怕。研究显示，在 30 ~ 40 岁之间，单纯性肾囊肿的发病率在 10% 左右，而到了 80 岁，其发病率甚至高达 50%。此病多见于 50 岁以上的男性，目前普遍认为这是衰老的特征。简单讲，囊肿就是一个水疱，较小的囊肿不会影响肾脏功能，甚至不会产生临床症状，因此这一部分患者大多无须治疗。

但是，这里要强调一个阶段——未成年。如果未成年人在检查中发现肾囊肿，则往往不是单纯性肾囊肿，而是先天发育异常，或者遗传所致，需要高度重视。

临床表现

单纯性肾囊肿较小者直径一般在 2 cm 左右，临床症状并不明显或者没有症状出现；若囊肿较大，直径大于 4 cm，通常会压迫周围组织，产生临床症状。最常见的如腰、腹部有不适感或疼痛感，均固定于一侧或两侧，疼痛性质为钝痛、隐痛。

如果囊肿较大，且病程时间长，患者也可表现出血尿、蛋白尿等症状。当囊肿巨大，直径大于 10 cm 时，会压迫血管、肾组织，引起血管闭塞或形成尿路梗阻，从而影响肾功能。

检查方法

单纯性肾囊肿早期的不适感并不明显，多数患者尿常规也无异常，它仿佛"梁上君子"，潜行而至，让人不易察觉。要想做好防范，需要养成定期体检的习惯。其诊断需要依靠现代的检查方法，最常用的是彩超，它价格较低且容易和肾实质肿瘤进行初步鉴别，是被推崇的检测手段，必要时再行进一步检查。

治疗

对于无症状的较小的单纯性肾囊肿，若肾功能无影响，可不予治疗，每半年至 1 年进行一次体检，观察变化即可。若有明显症状，或囊肿直径超过 5 cm，或引起严重的不良症状（如尿路梗阻），则需要积极治疗。常见的三种手术方法：一是用穿刺针刺入囊腔，进行囊液抽吸术，并注入硬化剂；二是在囊肿超过 10 cm 时，可采用开放性手术治疗；三是腹腔镜治疗，此方法复发风险低，损伤小，随着现代技术的进步，已逐渐在临床上推广应用。

七、多囊肾

多囊肾和肾囊肿是什么关系呢？

多囊肾和肾囊肿这两个名词非常相似，因此经常被混淆。实际上，两者差别很大，多囊肾是一种疾病，会产生一系列临床症状，属于囊肿性肾脏疾病范畴中的一员。

多囊肾可分为常染色体显性多囊肾病和常染色体隐性多囊肾病，前者常见而后者罕见，一般所说的多囊肾是指前者。这里着重介绍一下常染色体显性多囊肾病。

常染色体显性多囊肾病

该病的名称和染色体有关，难道此病和遗传相关？没错，它是最常见的遗传性肾脏病，会在两个肾脏上面形成多个会持续长大的囊肿，肾脏的结构因此被逐渐破坏，肾脏功能逐步受损。也就是说，多囊肾可导致肾衰竭的发生，它的病变在双肾，影响较大，造成的结果也比较严重。有多囊肾的老年患者，约有半数会进入终末期肾衰竭，有的还要进行血液透析等肾脏替代治疗。

临床表现

肾囊肿的逐渐形成，是常染色体显性多囊肾病的突出表现。最开始只有几个小的囊肿，随着年龄的增长，肾囊肿体积增大，个数也会增多。由于双肾分布了大量这样的液性囊腔，病变的肾脏体积会比正常的肾脏大很多。背部和季肋部(左、右上腹部)疼痛是早期常见的症状。如果突发急性的腹痛，可能是囊肿破裂；如果出现慢性疼痛，则可能是增大的肾脏或者肾囊肿牵拉脏器包膜，压迫邻近器官所致。

此外，常染色体显性多囊肾病的表现还有高血压、蛋白尿、血尿、感染。如果未经治疗，这些症状会持续，而且经常会随着囊肿的增大而加重，影响肾功能，导致血肌酐升高。同时，感染是多囊肾患者发热的主要原因，因此已诊断为多囊肾的患者要警惕发热症状的出现。这个疾病不单单会影响肾脏，还会累及其他脏器，出现肝脏囊肿、胰脏囊肿、颅内动脉瘤、心脏瓣膜异常等表现。

多囊肾与单纯性肾囊肿的区别

多囊肾与单纯性肾囊肿同属囊肿性肾病，两者当加以鉴别。单纯性肾囊肿可随着年龄的增长出现发病率增加的情况，而多囊肾是遗传性疾病。且单纯性肾囊肿患者的肾脏大小是正常的，一般没有特殊的临床症状，通常是良性的，无须治疗。

注意事项

（1）在临床诊断中，超声检查是首选方法，具有简便、经济、无创伤、敏感性强的优点，因此要重视超声体检和复查。

（2）多囊肾患者要注意"三不吃"，即不吃巧克力、不喝咖啡、不饮浓茶。因为含咖啡因较多的饮食会刺激肾囊肿，使其增大，增加出现并发症的风险。

（3）当囊肿较大时，要时刻注意防止外伤，避免剧烈的运动，避免搬、提重物，保持大便通畅，避免用力排便。上述动作可能会使腹腔压力过大，造成囊肿破裂、出血，发生感染等。

（4）适当休息，多喝水，不要憋尿，防止结石的形成。

（5）高血压、血尿、蛋白尿、感染、贫血等并发症均会影响多囊肾的预后，应积极对症治疗。

八、肾病合并高血脂

高脂血症及其危害

高脂血症是指血脂水平过高，抽血检查时发现总胆固醇、甘油三酯或低密度脂蛋白过高。肾病可引起脂质代谢异常，而高血脂反过来也会影响肾病的进展，彼此互为因果，相互影响。

高脂血症没有明显症状和异常体征，其诊断主要依赖临床血液生化检验，如果没有进行检验，常被忽视。高脂血症能引起心肌梗死、中风等危及生命的危急疾病，故有"沉默杀手"之称。高脂血症也是慢性肾脏病进展的重要推动因素。因此，通过控制血脂，可整体改善慢性肾脏病患者的疾病预后。

肾病患者该如何控制高血脂？

可从以下几方面进行：

1. 控制体重

体重指数（BMI）与血脂水平呈明显正相关，肥胖人群血浆中总胆固醇、甘油三酯的平均水平显著高于同龄的非肥胖患者。此外，向心性肥胖者更容易患高脂血症。研究显示，肥胖者的体重减轻至正常范围的体重水平后，血脂水平可恢复正常。因此，过重或肥胖的肾病患者应将体重控制在理想的范围，正常的 BMI 是 18.5 ~ 23.9，最理想的 BMI 是 22。

体重指数的计算公式：体重（kg）除以身高（m）的二次方，即 BMI=体重 / 身高 ^{2}。

2.饮食治疗

人体血浆中的脂质主要来源于食物，控制饮食可有效控制血脂水平。为控制高脂肪饮食，应合理分配一天中的总热量（早餐 30%、中餐 40%、晚餐 30%）。尽量选择胆固醇含量低的食品，如蔬菜、水果、瘦肉等，蛋黄、动物内脏、鱼子等含胆固醇较高的食物应少食用。少吃煎炸食品，同时限制糖的摄入。

3.改变生活方式

不良的生活方式如久坐、酗酒、吸烟、精神紧张或焦虑等，都是可能引起血脂升高的危险因素。可通过戒烟、戒酒、加强体育锻炼等自我调节的方式来减轻以上危险因素对血脂水平的影响。

4.药物治疗

主要的降脂类药物是他汀类药物，如阿托伐他汀、瑞舒伐他汀、氟伐他汀等。以降低血清甘油三酯为主的药物有贝特类和烟酸类。伴有肾功能不全的肾病患者必要时需在肾内科医生的指导下，根据肾功能以及血脂的情况，选用相应的降脂药物进行治疗。

九、肾病合并高血压

高血压及其分类

高血压是临床常见病和多发病。高血压分为原发性高血压和继发性高血压。原发性高血压可由多种因素引起，一般起病缓慢，患者早期常无症状，或仅有头晕、头痛、心悸、耳鸣等症状，表面上看是一种独立的疾病，实际上是引发心脑血管疾病和肾病变的一个重要的危险因素。继发性高血压多由肾脏疾病、肾血管疾病、肾上腺疾病、甲状腺功能亢进、妊娠高血压综合征等所致。

高血压的危害

临床上，很多肾病患者合并高血压。高血压不仅会影响肾脏，还可能对其他器官造成不良影响。如果不积极控制血压或降压治疗不当，可能会出现一系列并发症，加速肾病的进展。

高血压所致肾损害是指原发性高血压引起的良性小动脉肾硬化和恶性小动脉肾硬化并伴有相应临床表现的疾病。良性小动脉肾硬化是一个比较漫长的过程，早期表现为夜尿增多、多尿，尿常规检查可以发现蛋白尿，蛋白尿一般呈轻、中度，定量不超过 1 g/d。随着病情的不断恶化，会出现下肢水肿、肾功能减退，表现为血肌酐、血尿素氮升高，逐渐演变，进入肾衰竭、尿毒症阶段。高血压引起的恶性小动脉肾硬化多表现为血压急剧升高、视物模糊，病情进展迅速，早期肾功能可正常，但很快可出现少尿，血肌酐、血尿素氮升高，快速进入尿毒症期。这类患者通常病情严重且预后不良。

目标血压

对于慢性肾脏病患者来说，血压控制在多少才算达标呢？是越低越好吗？我们知道，血压降得过低 [≤ 90/60 mmHg（1 mmHg ≈ 133 Pa）]，也会造成心、脑、肾等重要脏器灌注不足，从而引发一系列严重并发症，因此过低的血压是不可取的。从有效延缓肾损害进展的角度出发，降压的目标值大致如下：普通高血压控制在 140/90 mmHg；如果年龄超过 65 岁，可以放宽到 150/90 mmHg；合并肾病的情况下，控制在 130/80 mmHg 比较好。患者需要坚持自我监测血压，才能了解血压控制情况，必要时可征询专科医生调整用药。

肾病患者该如何控制高血压？

高血压与肾脏疾病互为因果关系，无论是原发性肾脏疾病还是继发性肾脏病变，均可引起高血压；而高血压既是慢性肾脏病进展的关键危险因素，也是心血管、脑血管事件发生的独立危险因素。积极控制高血压可以延缓慢性肾脏病的进展。

1. 改变生活方式，合理搭配饮食

改变不良的生活方式，进行合理的饮食搭配是控制好高血压的基础。肾病患者应当规律起居、劳逸结合、戒烟戒酒和控制体重。大悲、大喜、情绪紧张等都可使血压剧烈波动，因此，应调畅情志，学会自我心理调适，维持自我心理平衡，保持良好的心境。

饮食方面，应清淡，减少盐的摄入，每日摄入量应控制在 5 g 以下。慢性肾脏病患者一般要避免服用代盐（也称为氯化钾盐、低钠盐），因为代盐可引起高钾血症，它是肾病患者最危险的并发症之一。同时限制脂肪摄入，进食新鲜的蔬菜、水果。具体饮食方案仍需详细咨询有经验的肾病营养管理医护人员。

2. 适量运动

合理的运动是对抗疾病的法宝，对高血压也一样。可选择步行、慢跑、游泳、骑车、爬楼、登山、球类、八段锦、健身操等有氧运动改善高血压。运动量应以每位患者自身的年龄、体质状况为考量基础。根据目前的共识，并不提倡慢性肾脏病患者进行剧烈运动。患者应根据自身年龄和身体状况做适宜的运动，如慢跑或步行等，一般以每周 3 ~ 5 次、每次 30 ~ 60 min 为宜。

3. 及时有效地降压治疗

高血压的传统治疗药物有六大类：血管紧张素转化酶抑制剂（ACEI）、血管紧张素 II 受体阻滞剂（ARB）、钙通道阻滞剂（CCB）、利尿剂、β 受体阻滞剂、α 受体阻滞剂。合并高血压的肾病患者一定要定时监测血压，根据病情及血压的情况，按医嘱服药。切记不可擅自停药、不可私自改药！另外，激素、避孕药、促红细胞生成素、环孢素、他克莫司、非甾体抗炎药等可诱发或加重高血压。血压控制不佳时，需注意有无药物的相互影响，及时记录血压并详细告知医生，配合调整治疗方案，避免病情加重和恶化。

需要注意的是，ACEI、ARB 具有降尿蛋白和保护肾脏的作用，目前作为慢性肾脏病早期患者的一线降压药物被广泛应用。但是，应用此类药物前，应监测血钾、血肌酐及估算肾小球滤过率（eGFR）。初次用药时，在治疗 2 ~ 4 周后应评价疗效并复查血钾、血肌酐与 eGFR。若发现血钾明显升高、eGFR 降低 > 30% 或血肌酐增高 > 30%，应减少药物剂量或停用。醛固酮受体拮抗剂（如螺内酯）为保钾利尿剂，当与 ACEI、ARB 联用时需高度谨慎，避免高血钾的发生。具体方案，应征询肾内科医师的意见并遵医嘱执行，不可自行用药。

中医也有很多药物或特色疗法有降压的作用，可以在肾病专科中医师的指导下选择使用。

十、肾病合并糖尿病

血糖检测

血糖检测是判断是否患血糖相关代谢疾病的最主要依据，空腹血糖是医院最常检测的指标。那么，是不是测出来空腹血糖升高就是有糖尿病呢？并非如此。空腹血糖升高分为生理性升高和病理性升高。

剧烈运动、情绪紧张激动、高糖饮食等情况下血糖可以短期内升高，这种属于生理性血糖升高。而病理性血糖升高的原因也有很多，比如糖尿病、甲状腺功能亢进、应激、处于脱水状态，等等。

空腹血糖升高，但又没达到糖尿病诊断标准时，叫空腹血糖过高。而口服 75 g 无水葡萄糖 2 h（糖耐量试验）之后，血糖超过正常水平，但又没达到糖尿病诊断标准时，叫糖耐量异常。有糖尿病症状，并且空腹血糖 ≥ 7.0 mmol/L，或者糖耐量试验中服糖后 2 h 血糖 ≥ 11.1 mmol/L，或者有临床症状，随机血糖 ≥ 11.1 mmol/L，可诊断为糖尿病。

糖尿病的危害

糖尿病几乎危害全身所有组织和器官，可并发多种病症，导致器官衰竭、致残，严重的甚至危及生命。其危害包括代谢紊乱和慢性并发症。

（1）代谢紊乱：表现为疲劳乏力、抵抗力下降、夜尿增多、多食、体重下降、心悸气促，甚至心律失常、烦躁忧郁、失眠多梦等。

（2）慢性并发症：糖尿病视网膜病、糖尿病肾病、动脉粥样硬化和动脉钙化、肢端感觉异常、糖尿病皮肤病，容易并发多种难愈感染疾病等。

肾病患者该如何控制高血糖?

糖尿病肾病是糖尿病中最严重且常见的并发症之一,也是造成糖尿病患者死亡的重要原因。持续高血糖造成肾脏微血管病变,病情持续进展,最终发展成肾衰竭。因此,在肾病的治疗中,需要严格控制血糖,同时控制血压、血脂,这样才可以延缓病情的进展。普通糖尿病患者血糖控制目标是糖化血红蛋白(HbA1c)< 6.2,合并肾病的患者,HbA1c 目标值为< 7.0。

1. 改变不良生活方式

改变不良生活方式,如肥胖的患者需要控制体重。必要的运动及锻炼既能减肥,又能提高胰岛素敏感性,同时需戒酒、戒烟。

2. 控制饮食

包括控制糖分摄入、低蛋白饮食、控制盐的摄入等。

3. 自我监测血糖

高血糖的治疗,需要患者坚持自我监测空腹血糖和餐后 2 h 血糖数值,持续反馈给医护人员,作为调整治疗方案的重要依据。

4. 中西药物干预

在做好上述运动、饮食、自我监测的基础上,必要的药物干预往往是需要的。中西药物都有降血糖的作用,需要在医护人员的指导下认真使用,不可自行停药或改药。

十一、肾病合并血钾异常

钾是人体生命活动必需的阳离子，它具有维持细胞内液容量以及渗透压的基础功能。钾离子对于维持正常的心肌功能发挥着重要作用，同时也维持着神经肌肉细胞膜的应激性。正常人血清钾浓度为 3.5 ～ 5.5 mmol/L。血钾异常主要指高钾血症和低钾血症。

高钾血症

血清钾浓度＞ 5.5 mmol/L 的病理状态，称为高钾血症。钾主要靠肾脏排泄，当肾脏排泄功能受损时，血钾排出减少，很容易并发高钾血症。其他的常见原因还包括过多食用高钾食物、酸中毒等。

高钾血症对心肌、神经肌肉影响最大。血钾高可能抑制心肌，使心率变慢，心律不齐，甚至出现室性早搏、房室传导阻滞。当血清钾浓度＞ 8 mmol/L 时，容易导致室颤、心搏骤停。

血钾升高还会引起神经－肌肉系统兴奋性增高，患者感觉四肢麻木、乏力、肌肉酸痛或肢体苍白湿冷。当血清钾浓度＞ 7 mmol/L 时，容易出现四肢瘫软，呼吸肌麻痹，呼吸减弱、呼吸困难，发绀，甚至窒息。

另外，高血钾也会导致恶心、呕吐、腹痛等胃肠道症状。

低钾血症

血清钾浓度＜ 3.5 mmol/L 的病理状态，称为低钾血症。导致低钾血症的原因主要是肾小管性疾病，血钾从尿液中过多流失，其他的常见原因还包括低钾饮食、厌食症、频繁呕吐、腹泻、水肿等。

轻度低钾血症，往往只是稍感疲倦。中度低钾血症，四肢会开始出现无力，伴随恶心、便秘、腹胀，反应迟钝，可能出现室性早搏。重度低钾血症，血清钾浓度 < 2.5 mmol/L 时，全身可能出现肌无力、麻痹性肠梗阻、呼吸麻痹、呼吸困难，严重的可出现心动过速或心室颤动。

肾病患者该如何稳定血钾？

最重要的是控制好饮食，定期监测血钾情况，对于影响血钾的药物，要在医生指导下使用。如发生血钾异常，特别是严重的高钾血症或低钾血症，一定要第一时间去急诊找医护人员处理，纠正血钾水平。

十二、肾病合并高尿酸血症

尿酸是核蛋白以及核酸中嘌呤分解代谢的最终产物，来自体内的称为内源性尿酸，来自食物当中的嘌呤分解代谢产生的称为外源性尿酸。尿酸在肝脏中生成，主要通过肾脏排泄。血液中尿酸含量过高即可诊断为高尿酸血症。

高尿酸的原因

1. 内源性因素

①肾小球滤过功能受损。尿酸主要通过肾脏进行排泄，因此肾脏滤过功能受损时尿酸升高。

②体内生成增多。原发性痛风，如嘌呤代谢酶异常；因核酸分解加快

导致的继发性痛风，如血液病、肿瘤性疾病。

2. 外源性因素

①药物影响。利尿药、抗结核药、免疫抑制剂、某些抗生素、抗肿瘤药等的影响。

②食物因素。长期大量摄入高嘌呤食物，引起体内尿酸升高。

高尿酸的危害

（1）关节损害。高尿酸血症最常见的后果是有尿酸盐针状晶体在组织中析出沉积，局部炎症刺激，急性发作，即痛风性关节炎。尿酸盐结晶长期沉积在关节附近容易形成"痛风石"，影响关节活动。

（2）肾损害。尿酸本身对肾脏有直接毒性作用，尿酸盐沉积在肾脏导致尿酸性肾病，可出现蛋白尿、血尿等，晚期可能发展为肾衰竭。另外，尿酸盐结晶还可能沉积于肾脏，形成尿酸性肾结石。

（3）全身其他系统损害。尿酸是心脑血管疾病、糖尿病等多种代谢性疾病的独立危险因素，可能影响上述疾病的发展。

肾病患者该如何控制高尿酸血症？

一方面，若高尿酸血症长期没有得到控制，会持续损伤肾脏，导致肾功能下降；另一方面，肾病患者肾脏排泄功能受损，尿酸等废物无法顺利排出，会加重高尿酸血症。所以，两者相互影响，甚至形成恶性循环。因此肾病患者更应该控制好尿酸，以延缓肾病的进展。

（1）戒烟戒酒。烟草中的有害物质可以使组织缺血、缺氧，导致代谢障碍及痛风发作；乙醇可加快体内嘌呤合成的速度，刺激乳酸合成增加，抑制尿酸的排泄。

（2）控制体重。高尿酸容易发生在肥胖人群中，控制体重可以使尿酸下降。

（3）适量运动。每天保持 30 min 的适量运动（比如骑自行车、散步、快走、打太极拳等）有助于尿酸排泄，当然，过大的运动强度反而容易诱发痛风。

（4）低嘌呤饮食。严格控制海鲜、动物内脏、火锅、肉汤、老火汤等高嘌呤食物的摄入，痛风发作时甚至需限制食用肉类以减少嘌呤摄入。

（5）多食素。多食蔬菜、水果，可以碱化尿液，利于尿酸排泄。

（6）少喝高糖饮料。饮用含果糖、高糖饮料会加速嘌呤核苷酸降解和嘌呤的合成，使尿酸水平升高。

（7）多喝水。每天保持 1 500 mL 以上的饮水量，保持充足尿量，以稀释尿酸，促进尿酸等毒素排出体外，还可以防止结石形成。

（8）必要时，采用中西药物控制，遵照医护人员的医嘱按时服药。

十三、急性肾损伤

什么是急性肾损伤？

正常情况下，肾脏是人体最重要的血液净化工厂，具有排浊留清、平衡酸碱、分泌激素等功能，对于维持机体内环境稳态、促进新陈代谢有着十分重要的意义。急性肾损伤（AKI）可以理解为肾脏突然停止工作，在短时间内肾功能急剧进行性下降，毒素和水分在身体内堆积，无法排泄，导致全身机体功能紊乱。

急性肾损伤有什么症状？

（1）尿量改变。尿量改变是该病的主要症状。典型 AKI 少尿期（< 400 mL/24 h），甚至无尿（< 100 mL/24 h），一般持续 7 ~ 14 天；当尿量突然增多或逐日增多，每日超过 400 mL 时，即进入多尿期，多尿期每日尿量多达 3 000 ~ 5 000 mL 甚至更多，大概维持 2 周；当尿量逐渐恢复正常，即每日尿量在 1 500 ~ 2 500 mL 时，则进入恢复期。但非少尿型急性肾损伤患者，尿量正常甚至偏多。

（2）腰痛。多数患者有不同程度的腰部胀痛、腰酸等症状。

（3）消化道症状。食欲不振、恶心呕吐、腹胀便秘等。

（4）精神症状。精神不振、烦躁不安、嗜睡、意识模糊等。

（5）呼吸道症状。呼吸深大，呼气可有尿臭味，或胸闷气急。

（6）全身症状。面色苍白、软弱无力等。

（7）水中毒和低钠血症。眼睑和双下肢水肿、血压升高等，严重者出现心衰和肺水肿。

如果出现上述症状，应尽快到肾病专科或急诊科就诊。急性肾损伤是肾病的危急重症，治疗必须争分夺秒，否则会有生命危险。专科医生将会根据患者的实际情况进行评估，制订合理的治疗方案。

注意导致急性肾损伤的危险因素

急性肾损伤是肾病的危急重症，发病迅速，也是导致其他脏器功能衰竭的重要因素。那么，哪些原因会导致急性肾损伤呢？

（1）肾脏流入的血液减少，引发缺血性肾功能损伤。例如，患者发生心脏疾患时，心脏可能无法泵出足够的血液至肾脏，或者创伤、手术等导致大量失血等。

（2）肾脏损伤。可引起肾损伤的原因有感染，癌症，服用某些药物、某些造影剂，服用砷、铅等重金属污染的食物和某些自身免疫性疾病。发生自身免疫性疾病时，患者的免疫系统会攻击自身。

（3）尿液排出体外的途径被阻塞。引起阻塞的原因主要有尿路结石、前列腺疾病和癌症等。

所以，在日常生活中，应通过定期体检及时发现身体问题并及时就医来避免各种肾损伤的可能，注意定期复诊；平时遇到感冒、发热、头痛、呕吐、腹痛、腹泻等疾病时，不要乱投医，也不要自行服药，应到正规医院就诊，在医生指导下进行治疗；进食健康的食物，不能冒险进食有毒食物，如河豚、重金属污染的食物、山中自采的蘑菇等。

急性肾损伤可以摆脱透析的命运吗？

"医生，我这个肌酐这么高，是不是要透析一下排排毒，才好得快？"得知自己是急性肾损伤，张阿姨紧张起来，害怕自己要去透析治疗。事实真的如此吗？

急性肾损伤的预后与肾病的病理类型及并发症的严重程度密切相关。急性肾损伤的结局主要有 3 种：完全治愈，恢复健康；持续透析或死亡；转变为慢性肾功能不全。

完全治愈，恢复健康：如果能早期发现，并及时规范治疗，肾脏损伤轻的患者，肾功能多数能在 2～3 周内逐渐恢复正常，不需要长期持续透析治疗就能够和健康人群一样。值得注意的是，急性肾损伤患者一旦出现并发症，如肺部感染、败血症、心力衰竭等，则会延迟恢复肾功能。

持续透析或死亡：若病情危重并发生多脏器衰竭，患者或需要持续透析甚至死亡。

转变为慢性肾功能不全：部分患者在肾功能部分恢复后，仍存在部分的肾功能损害，有可能发展成慢性病变。尤其在老年患者中，表现为肌酐虽恢复至正常水平，但仍出现持续性高血压，伴或不伴有蛋白尿，在多年之后慢慢发展为慢性肾衰竭甚至终末期肾脏病。

所以在日常生活中需要了解引起急性肾损伤的因素，避免接触危险因素。发生急性肾损伤时，尽快到医院就医，把肾损伤的风险降至最低。急性肾损伤恢复之后，建议每年定期行肾功能和尿液检查，监测血压，及早处理可能遗留的慢性肾脏损害。

十四、血液透析、腹膜透析和肾移植

选择血液透析、腹膜透析还是肾移植？

当慢性肾脏病患者病情发展到终末期肾脏病阶段时，肾脏发挥不了作用，身体毒素累积，会出现乏力、恶心呕吐、皮肤瘙痒等症状。这个时候需要选择治疗方法来代替肾脏工作，让身体重回正轨。常用的肾脏替代治疗方法包括三种：血液透析、腹膜透析、肾移植。

这三种方法，肾病患者该如何选择呢？

其实这三种方法各有优缺点，可以向医护人员充分咨询，了解清楚后，根据自己的具体病情、家庭经济情况等因素，和医生一起做决定。

血液透析

血液透析是利用血透机来净化血液，血透机相当于一个人工肾脏。首先要建立血管通路，把血引出来做净化，通过血透机清除身体里的废物和多余的水分，然后再输回体内。患者需要每周去医院 2 ~ 3 次，每次一般透析 4 h，所以正常的生活会受到影响。

如果双臂血管条件差，建立血管通路比较困难，使用血液透析会遇到一些困难。

腹膜透析

腹膜透析是利用腹膜腔作为交换空间，规律、定时地向腹膜腔内灌入透析液，并将废液排出体外。它最大的优点是对残余肾功能有一定的保护作用，肾功能可能不会完全丧失。腹膜透析可以自行在家操作，不用每次都到医院进行。生活作息规律、生活自理能力和动手能力比较强且腹部无瘢痕、腹腔无异物的患者可考虑这种透析方式。

腹膜透析操作不当可能会引起腹膜炎，这个是要积极预防的，所以患者和家属要接受严格的操作培训，患者家里最好有独立、干净的环境，可进行腹膜透析换液操作和存放腹膜透析液，操作时需要谨慎、小心、规范。患者需每月定期到医院评估，并开具药物。

肾移植

肾移植是通过手术把一个健康的肾脏植入患者体内。术前需进行血型和组织配型等，以便找到一个合适的肾脏。术后需要长期服用免疫抑制药，让身体更好地接受移植的肾脏。难点在于肾源稀少，手术排期时间较长，且费用较高，术后需要长期服用免疫抑制药，容易感染，但患者可以恢复正常的生活和工作。

如今透析技术发展较好，很多情况下腹膜透析和血液透析可以互补实施。比如患者血管通路不好，可以建议做腹膜透析，若腹膜透析一段时间后，腹膜功能达不到治疗效果，可以转做血液透析。没有哪种方法更好，只有它们各自的适合人群和适应证。当然，在经济和身体条件适合，且遇到合适的肾源时，可以行肾移植治疗。

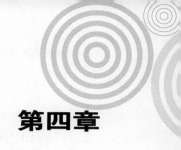

第四章

食疗养肾

对于发现早期肾脏病的患者来说，及时发现生活、饮食方面的坏习惯有利于肾病的预后，因此，早期的饮食干预非常重要。

一、慢性肾脏病 1—2 期的患者在饮食上有什么需要注意的?

对于发现早期肾脏病的患者来说，及时发现生活、饮食方面的坏习惯有利于肾病的预后，因此，早期的饮食干预非常重要。得了肾病之后，很多患者经常听到这种食物不能吃、那种食物不能吃、那么，到底该怎么吃呢?

慢性肾脏病 1—2 期患者饮食应遵循以下两大原则:

(1) 低盐饮食原则。食盐的摄入量一般为 5 g/d; 水肿、高血压和少尿的患者需更严格，一般为 3 g/d，建议少食或不食咸菜、腐乳、皮蛋、酱油、味精等含钠高的食物。当然，盐的摄入也不是越少越好，一点盐都不吃，也是不对的。

(2) 足热量 + 优质低蛋白饮食原则。即保障足够热量摄入，维持好目标体重，根据病情限制蛋白质的摄入量。如病程长，肾小球滤过率完全正常，不必严格限制蛋白质，需以优质蛋白（肉、蛋、奶、豆制品等）为主，优质蛋白摄入量占总蛋白摄入量的 60% 以上; 如肾小球滤过率 < 90 mL/min，则需限制蛋白质摄入量，每天摄入量按标准体重（kg）×（0.8 ~ 1.0）g 计算，优质蛋白摄入量须占蛋白质摄入总量的 50% 以上。

此外，还要记得尽量不喝老火汤、肉汁、鸡汤、骨头汤、鱼汤等，如果一定要喝汤，建议肉类先焯水，滚煮 15 min 以内，也可以选择番茄蛋汤。

水果方面，禁食杨桃，避免食用湿热类水果，如芒果、菠萝、荔枝、龙眼等。每天食用水果不超过 200 g，不宜饭后马上食用水果，建议饭后 2 h 食用。

水肿患者要控制液体摄入量，包括粥、水、奶、汤、药液等。水肿时，少食用粥、奶、汤、水果等含水量多的食物。当需要严格控制水分摄入时，需要掌握以下这些控水小技巧:

一是有计划地喝水，用有刻度的杯子或容器装水。

二是饮食清淡，口干时可借助乌梅、橄榄等缓解口干症状，或清水含漱后吐掉。

三是注意低钠饮食，使用有标量的小勺（如 3 g 盐勺），控制每次烹调时盐的用量。菜起锅时再撒盐，可减少盐的用量。不食用各种用盐腌制的食物，如香肠、泡菜等。可适当利用葱、姜、蒜、醋增添味道，以减少食盐的用量。

二、慢性肾脏病 3—5 期的患者在饮食上有什么需要注意的?

慢性肾脏病进展到 3—5 期时，饮食的控制需要更加严格。

（1）少食油腻、辛辣刺激的食物，烹调方式以蒸、煮、焖等为主，少采用煎炸等方式。选择多样化、营养合理的食物。

（2）低盐饮食原则，食盐的摄入量同样一般为 5 g/d，当患者出现水肿、高血压和少尿时，一般为 3 g/d。

（3）能量摄入要充足，每天能量摄入需维持在 35 kcal/kg（年龄 ≤ 60 岁）或 30 kcal/kg（年龄 > 60 岁）。再根据患者的身高、体重、性别、年龄、活动量、饮食史、合并疾病及应激状况进行调整。

（4）对于慢性肾脏病 3—5 期且没有进行透析治疗的患者，每天蛋白质摄入推荐量为 0.6 ~ 0.8 g/kg。优质蛋白须占蛋白质摄入总量的 50% 以上，必要时补充复方 α - 酮酸片。而对于已行透析治疗的患者，每天蛋白质的摄入量可以达到 1.0 ~ 1.2 g/kg。建议摄入适量的肉、蛋、奶类或富含大豆蛋白等优质蛋白的食品作为蛋白质的主要来源。

（5）限制米类、面类等普通主食的摄入量，部分主食可采用小麦淀粉代替，也可选用甘薯、莲藕、荸荠、山药、粉丝等蛋白质含量少的食物代替普通主食，经济条件允许的话，也可选用低蛋白米／面替代普通主食。

（6）当血磷高时，应慎食动物肝脏、坚果类、干豆类、各种含磷高的加工食品等。

（7）当血钾高时，应慎食马铃薯、绿叶蔬菜，可多食用含钾量较低的吊瓜类蔬菜。

（8）不喝老火汤、肉汁、鸡汤、骨头汤、鱼汤等，如实在想喝汤，建议肉类先焯水，再滚煮 15 min 以内，或可适当喝点番茄蛋汤、蔬菜肉片汤。

（9）水果和水分的摄入参考慢性肾脏病 1—2 期。

三、为什么要进行低蛋白饮食？什么是优质蛋白？

都说肾病患者要遵循优质低蛋白饮食原则，为什么呢？那什么是优质蛋白、什么是非优质蛋白呢？

为什么要进行低蛋白饮食？

蛋白质在体内代谢后会产生含氮废物，增加肾脏负担，特别是当肾功能下降，发展到慢性肾脏病 3 期（肾小球滤过率 < 60 mL/min）时，更需要进行低蛋白饮食，以减少体内毒素的产生，进而减轻肾脏负担，延缓疾病进展，延长进入透析治疗的时间。

蛋白质的组成

蛋白质是组成人体一切细胞、组织的重要成分，构成蛋白质的基本单位是氨基酸。人们摄取食物中的蛋白质，经消化分解成氨基酸，再在体内将它们重新组合，合成人体需要的蛋白质。氨基酸可分成两类：一类是人体自身能够合成的，称为非必需氨基酸；另一类是人体自身不能合成而必须由食物供给的，称为必需氨基酸，共有八种。

蛋白质优劣的判断标准

是否优质蛋白，是由蛋白质成分中氨基酸的种类和含量决定的。食物蛋白质的氨基酸组成越接近人体蛋白质的氨基酸组成，所含的必需氨基酸比例越高，则这种蛋白质越容易被人体吸收利用，称为优质蛋白。通常，动物性食物（如肉、蛋、奶等）的优质蛋白比较丰富，而植物性食物中只有大豆类食物含有优质蛋白。如果食物中蛋白质含必需氨基酸较少，不易被人体吸收，则称为非优质蛋白，如米、面、水果、杂豆、蔬菜中的植物蛋白。

优质蛋白类食物主要有哪些?

优质蛋白类食物包括以下四大类：

（1）大豆类，包括黄豆和黑豆等，其中黄豆的营养价值最高，是食品中优质蛋白的主要来源。

（2）蛋类及水产海鲜类，如鸡蛋、鸭蛋、鹌鹑蛋等及鱼、虾、蟹等。

（3）动物肉类，畜肉如牛、羊、猪等，禽肉如鸡、鸭、鹅、鹌鹑等。

（4）奶类，如牛奶、羊奶、马奶等。

四、肾病患者以什么为主食较好？

确诊为肾病之后，特别是慢性肾脏病 3—5 期的患者，饮食控制的一个关键原则是优质低蛋白饮食，所以，需要减少非优质蛋白主食（如米、面）的摄入。如果膳食中单纯减少蛋白质总量，则容易造成蛋白质营养不良而影响全身营养状况。因此需要特殊的低蛋白主食，它既含有充足的碳水化合物，植物蛋白含量又极低，能供给充分的热量，又能减少饮食中非优质蛋白的摄入量，以提高优质蛋白摄入的比例，减轻肾脏的负担。

因此，低蛋白主食就成了减少非优质蛋白的关键。那么，常见的低蛋白主食有哪些呢？

淀粉类

麦淀粉、玉米淀粉、藕粉、澄面、甘薯淀粉等淀粉类食材，由天然食物制作而成。比如麦淀粉，是通过对面粉进行加工，去除面粉中的蛋白质（面筋）而形成的，每千克淀粉蛋白质成分几乎为零，可以为肾病患者提供足够的热量，又不会增加患者的蛋白质负担，可以做成主食，如馒头、糕点、面条、饺子皮等。

1. 麦淀粉是什么？

麦淀粉是将小麦粉中的蛋白质（面筋）去掉的一种淀粉类食品，抽提后小麦粉中蛋白质含量不足 1%，是肾病患者理想的主食替代品。

麦淀粉可在食品专营店或者网上购买，也可自己制作。麦淀粉制作简单，且经济安全。

2. 麦淀粉自制方法

将面粉加适量水揉成面团，揉至有光泽且不粘手；盖上保鲜膜后放置于室内"醒面"1～2 h，然后给面团加水，加水量为面团体积的3～4倍，用手揉洗面团，将淀粉洗入水中，如此反复加水揉洗4次以上，直至洗不出淀粉；将揉洗面团的浆水集中，用筛过滤，静置后倒去上层清水，将下层淀粉晒干即可。

3. 加工成各种主食

一份麦淀粉用约半份滚水烫热，揉成面团，可制成面条、面片、蒸饺、烙饼等。麦淀粉还可制成各色点心，以丰富低蛋白饮食的食谱。

薯类

马铃薯、甘薯等。薯类与普通主食相比，具有蛋白质含量低（1%～2%）、淀粉含量高且容易被机体消化吸收的特点，适合需要严格限制非优质蛋白摄入量的肾病患者。

同时，薯类中膳食纤维也特别丰富，尤其是甘薯中的膳食纤维含量最高。薯类中的膳食纤维不同于蔬菜水果，不但纤维细腻，对胃肠刺激很小，而且能有效地刺激胃肠蠕动，软化粪便，从而有效地预防便秘。

除此之外，薯类的维生素、矿物质含量也很丰富。维生素以B族维生素（除维生素 B_{12} 以外）及维生素 C 为主；而矿物质中钾含量最高，尤其是马铃薯、山药和芋头。因此，限钾的肾病患者要谨慎食用或焯水去钾后食用。

部分加工食品

市面上常见的粉丝、粉条、藕粉等，食用起来也很方便。

肾病专用低蛋白食品

肾病专用低蛋白食品是专门为肾病患者定制的，如低蛋白面条、低蛋白大米、低蛋白馒头等。

低蛋白大米，顾名思义就是将米中的蛋白质去掉，目前市场上有三种低蛋白大米：第一种是采用国产天然大米，通过生物酶技术将米中的蛋白质去掉，保留其他大部分营养成分，特点是口感和普通稻米一样，缺点是价格相对较高。第二种是淀粉低蛋白大米，其实质不是大米，而是用玉米淀粉或者小麦淀粉等加工挤压成米形的颗粒米，特点是制作方便，缺点是口感差，视觉得到满足，但口感得不到满足。第三种是低谷蛋白大米，选择蛋白质含量低的谷类进行杂交培育，培育出比普通大米可吸收蛋白质含量低的大米，特点是口感和普通大米一样且为天然食品，缺点是价格比较高且蛋白质含量较前两种低蛋白大米要高一些。建议需要低蛋白饮食的人群，根据自己的经济能力和实际情况，选择可执行的低蛋白主食方案。

五、豆制品，肾病患者可以吃吗？

很多肾病患者都听说过得了肾病不能吃豆类，但其实，这是一个不完全正确的说法。

豆类一般分为大豆类和杂豆类。大豆类包括黄豆和黑豆等，其中黄豆的营养价值最高，其所含蛋白质大部分为优质蛋白，是很适合肾病患者食用的。杂豆类包括绿豆、红豆等，其所含蛋白质为非优质蛋白，不建议食用。而豆制品，是以黄豆、黑豆等豆类为主要原料经加工而成的食品，包括豆腐、豆腐丝、豆浆、豆芽等，是适合肾病患者食用的。

　　大豆类食物虽然所含蛋白质大部分为优质蛋白，但同时含有丰富的嘌呤，容易导致尿酸高，因此尿酸高的肾病患者一般不建议直接吃豆类食物。豆制品经过加工，嘌呤含量已明显减少，是可以食用的，但切勿过量。

　　所以，总的来说，豆制品是适合肾病患者的，可以根据自己的实际情况进行选择，但一定要控制好食用量，切勿贪口。

六、蛋白粉，肾病患者可以吃吗？

　　时常听到医生、护士说"要控制蛋白质摄入量""要进行低蛋白饮食""要吃优质蛋白"等等，很多患者会问：既然这样，那可以吃蛋白粉吗？蛋白粉也是优质蛋白，用蛋白粉补充蛋白质可以减少肉类的摄入，这样还可以减少嘌呤等其他物质的摄入量，一举两得。然而真的是这样吗？

蛋白粉适合的人群

　　蛋白粉主要适用于缺乏蛋白质的人补充蛋白质或者氨基酸，如幼儿、老人、孕妇、运动人群、手术前后的患者和减肥人群等等。同时，蛋白粉可以在一定程度上降低人体血清总胆固醇的含量，可预防心脏疾病的发生，因此也适用于心脏病患者。

肾病患者能吃蛋白粉吗？

　　《中国居民膳食营养素参考摄入量》中推荐，健康成人每天蛋白质的摄入量是 65 ～ 90 g，平时的饮食摄入量是完全可以满足一天的蛋白质摄入需求的，并不需要额外补充蛋白质。而肾病患者要求低蛋白饮食，很多患者每天可以摄入的蛋白质为 30 ～ 50 g，日常饮食中蛋白质摄入已经很容易超标了，如果再用蛋白粉来补充，摄入过多反而会增加肾脏负担，加速肾功能恶化。

总之，低蛋白饮食是肾病患者的基本饮食原则，平时饮食控制的一个重点就是控制蛋白质的量，所以不需要再额外补充蛋白粉。如果患者食用了蛋白粉，则饮食当中的蛋白质摄入量需要更严格控制，这样患者的生活质量会受影响。如果实在想吃，一定要记得控制好每日蛋白质的摄入总量，否则会加重肾脏负担，得不偿失。

七、素食，是不是更适合肾病患者？

有肾病患者问：既然要控制蛋白质的摄入量，进行低蛋白饮食，那是不是吃素食就可以了？吃素食可以避免摄入太多蛋白质，控制疾病进展，而且素食中含有大量的膳食纤维，还有助于通便，一举两得。

答案是否定的。对肾病患者来说，光吃素食不吃肉，不仅没有好处，反而会导致营养不良，加重病情。

肾病患者在进行低蛋白饮食的同时，要求优质蛋白的摄入量应该占每日蛋白质总摄入量的 60% 以上，这样才能更有利于控制疾病进展。

一般来说，优质蛋白主要是动物蛋白，来自瘦肉、鸡肉、鱼肉、鸡蛋、牛奶，它们含有齐全的必需氨基酸，人体利用率高，产生的含氮废物较少。当然，大豆类食物的蛋白质也是优质蛋白。而其他植物类食物，如蔬菜和米饭类主食中其实也是有蛋白质的，但其中所含的必需氨基酸种类不全，人体利用率低，属于非优质蛋白，产生的含氮废物多。

所以，进食素食会导致更多非优质蛋白的摄入，产生更多废物，因此素食不适合肾病患者。

肉类的好处

众所周知，肾病患者需要控制饮食，但是，这不是让患者偏食，而应该均衡饮食。一些患者盲目追求低蛋白饮食，不吃肉，这种做法是不对的。

肉类含有丰富的蛋白质、维生素等各种营养物质，能提供人体所必需的营养。所谓优质低蛋白饮食，不是不让患者吃肉，而是要适量地吃、有选择地吃，做到营养均衡。否则，不但不能有效控制病情，反而可能导致营养不良，影响疾病预后。儿童和青少年、孕妇、透析患者及肾病综合征患者要尤其注意。

1. 儿童和青少年

儿童和青少年身体和智力正处在生长发育的阶段，这个阶段对营养的需求量极大，机体蛋白质的合成应该大于分解，因此就需要用充足的肉类来保证蛋白质供应，让孩子们得到更多营养，获得足够能量。

因此，儿童和青少年的饮食应该做到荤素搭配、食材新鲜、远离垃圾食品。

2. 孕妇

怀胎十月，一人吃两人补，准妈妈们要特别注意蛋白质的摄入。蛋白质对于生命的物质结构、功能和大脑发育起着很重要的作用。准妈妈们补充蛋白质，不仅能够增强自身抵抗力、稳定情绪、提高睡眠质量，还可以维持子宫、胎盘和乳腺的健康。缺乏蛋白质则很可能造成营养缺失，严重时会导致流产。

同时，胎儿发育所需的营养物质主要依靠母体提供，胎儿的大脑发育需要大量的蛋白质，如果准妈妈们的饮食中缺乏蛋白质，那么胎儿的智力发育也会受到影响。

3. 透析患者

肾脏病患者在开始规律透析之前，必须坚持优质低蛋白饮食，因为肾脏排泄废物能力减退，蛋白质分解代谢的废物排不出，易形成尿毒素，加重病情。开始规律透析以后，每次腹膜透析或血液透析都会有氨基酸、蛋白质、水溶性维生素等营养素从滤出的透析液中丢失，如果补充不到位，会导致低白蛋白血症和营养不良。因此，透析患者应该摄入充足的优质蛋白，甚至可以比健康人稍多一点，以维持体内氮平衡，避免营养不良。

透析患者对蛋白质类食物的选择主要受到磷的限制，食物中磷与蛋白质的比值是选择补充蛋白质的食物时需要考虑的首要条件。磷与蛋白质比值较低的食物是首选食物，如蹄筋、海参等，而腊肠、火腿等加工肉则应避免食用。

4. 肾病综合征患者

肾病综合征患者于每日尿液中丢失大量蛋白质，若不及时补充蛋白质，血清白蛋白就会越来越少，加重低白蛋白血症。蛋白质是生命的源泉，体内缺乏蛋白质，不但会水肿，严重时甚至会危及生命。所以，肾病综合征患者在优质低蛋白饮食原则基础上，可以适当多补充蛋白质，特别是含有丰富优质蛋白的食物，如牛奶、鸡蛋、瘦肉、鸡、鱼等。当然，多吃并不是无限制地摄入蛋白质，否则会增加肾脏负担，加重肾损害。

八、红肉、白肉，哪一款肉类更合适?

都说一定要吃肉，而肉又分红肉和白肉，那肾病患者怎么吃更好?

红肉

人们吃的肉大部分都是红肉，红肉指的是猪肉、牛肉、羊肉等在烹饪前外观呈红色的畜肉。

红肉的突出优点是血红素铁的含量很高，算是最好的一类补血食物，而贫血是肾衰竭患者常见的并发症，因此，这对于预防肾病患者的贫血非常有帮助。但是红肉的脂肪基本上都是饱和脂肪酸，过多摄入会给心血管系统带来压力，导致"三高"和冠心病等问题。

白肉

白肉跟红肉相对应，鸡、鸭、鹅等家禽，以及鱼类和甲壳类等，所含的血红素铁较少，在烹饪前肉质颜色浅，常被称为"白肉"。

白肉的营养成分与红肉有所不同。白肉的饱和脂肪酸含量较少，不饱和脂肪酸含量高，摄入白肉对血脂的影响较小。禽类的氨基酸构成符合人体的需要，也是优质蛋白。鱼类含有人体所必需的各种氨基酸，尤其含有丰富的亮氨酸和赖氨酸，对人体好处多。深海鱼类中富含 EPA（二十碳五烯酸）和 DHA（二十二碳六烯酸），对预防血脂异常和心脑血管病有一定作用。

红肉、白肉不分家

营养学专家之所以建议多吃"白肉"、少吃"红肉"，是从预防"三高"和养生的角度给出的建议。要知道，每种食物都有它的营养含量特点，没有一种天然食物中所含的营养能满足身体所有的营养需要。

不管是猪、牛、羊等红肉，还是鸡、鸭、鹅等白肉，都是天然健康的食物，各有各的营养价值。所以，建议肾病患者在保持优质低蛋白饮食原则的前提下，根据自己的需要换着吃，避免营养摄入种类单一。

九、什么是低盐饮食？低钠盐、代盐可否食用？

"医生，我听人家说我这得了肾病不能吃普通的盐，要买低钠盐，是不是这样啊？这低钠盐可比普通盐贵呢。"相信很多肾病患者都曾经听过甚至买过低钠盐，那么问题来了：得了肾病真的是要吃低钠盐吗？

普通盐的主要成分是氯化钠，低钠盐或者代盐，顾名思义，就是将普通盐中的氯化钠成分减少，用氯化钾代替，从而减少钠的摄入量，可以有效地预防高血压，因此适合高血压患者长期食用。

但需要注意的是，虽然说肾脏病患者应该低钠饮食，但不可用低钠盐。低钠盐中含有较多的钾，而肾病患者，尤其是慢性肾脏病 3—5 期的患者，身体排钾的功能较常人减弱。若摄入太多的钾，钾堆积在体内，造成高钾血症，很容易造成心律不齐、心力衰竭。因此，低钠盐或代盐是不适合肾病患者吃的，特别是慢性肾脏病 3—5 期的患者更应该慎服。同时，肾病患者也应学会分析食品外包装上的成分表，比如低钠酱油等产品，其成分表上会注明含钾量较高。

十、做饭能加调味品吗？

很多肾病患者都有意识地在饭菜中少放盐，但是仅靠这种方法去控盐是远远不够的，那么如何吃才可以避免摄入更多的盐呢？

无处不在的调味品

众所周知，慢性肾脏病患者需要低钠饮食以严格限制钠的摄入，钠不仅仅存在于盐中，还存在于一些含钠的调味品、食品中。含钠较高的调味品有鸡精、味精、酱油等，5 mL 酱油相当于 1 g 盐。因此，有水肿、高血压、少尿者应限制此类调味品的摄入。

此外，咸肉、火腿、香肠、咸饼、干果、坚果、熏鱼等食物含钠量也较高，如果当天吃了含钠高的食物，就应该相应地减少菜中此类调味品的用量。通常来说，一袋方便面含盐 5.4 g，一个咸蛋含盐 2 g。

减少调味品使用的小妙招

俗话说"民以食为天"，在一天的忙碌之后有什么比一桌色香味俱全的饭菜更能带给人幸福感呢？不加这些调味品的话，饭菜无味，又如何入口呢？这时候就需要一些小妙招了。在烹调时可以加天然调味品，如葱、姜、蒜、辣椒、香菜、芥末、醋等，这样能在保证菜肴口味丰富的前提下减少盐的使用，美味又健康，何乐而不为呢？

十一、肾病患者哪些情况应少喝水、哪些情况应多喝水？

肾病患者有时候会感到很疑惑：为什么医生建议某些患者正常饮水，有些则建议多喝水，而有些建议要少喝水？肾病患者究竟应该喝多少水呢？这里介绍一个控制喝水总量的原则：

每天水分的总摄入量＝隐性失水＋显性失水＋前日的尿量。

如患者无显性失水（呕吐、腹泻或引流等），则每日摄入的液体量为500 mL 的平均隐性失水量＋前日的尿量。隐性失水是指以呼吸、皮肤蒸发等不能感知的方式所失去的水分。

当然，肾病患者在不存在水肿的情况下，并不需要这么严格地控制饮水量，因为肾脏的排泄功能比较强大，能够自行把控尿量，做到多喝多排、少喝少排。如果出现水肿，说明肾脏把控水液平衡的能力已经受损，就需要严格按上述原则把握饮水量。这里所说的摄入液体量不只包括白开水，还包括各种汤、粥、中药等中的液体。

少喝水的情况

1. 水肿

肾病综合征、急性肾炎综合征等情况通常伴有水肿，为了避免加重身体浮肿、血压升高，这时候需要限制水的摄入。这种情况下，一天摄入的液体量严格遵守上述原则，即 500 mL＋ 前日的尿量。

2. 少尿或者无尿

急性肾衰竭、慢性肾衰竭等情况都有可能导致患者少尿或者无尿，应根据体重的增长、血压水平、水分排出情况等综合考虑，限制水的摄入。

3. 透析患者

虽然规律的透析可以帮助透析患者排出多余的水分，但是一定要听从医生的叮嘱，限制液体摄入，这样才可以保证透析期间患者的体重增长在允许范围内，一般是体重增加不超过标准体重的 5% 才能够保证透析效果。

多喝水的情况

1. 感冒时，特别是有发热、腹泻、脱水等情况

这时候若没有充足的水分补充，容易导致血容量不足，进而导致肾脏灌注不足，引起肾脏急性损伤，故需要多喝水。

2. 尿酸高

尿酸高容易形成泌尿系结石，需要多喝水帮助排泄。

3. 肉眼血尿发作

肉眼血尿发作时，红细胞多，为了避免红细胞堵住肾小管，要适当多喝水，同时碱化尿液。

4. 做造影检查

注入（或服用）造影剂前后，肾病患者需要充分水化，不但要多喝水，有时医生还会给患者静脉补充液体，以尽快排出造影剂，减少或避免对肾脏的损伤。

5. 泌尿系结石

有些泌尿系结石可以通过尿液排出，因此，需要多喝水、多排尿，以促进结石排出。

6. 出汗太多

身体丢失了太多水分，不补充水分容易导致血容量不足。

十二、水肿的肾病患者，控水有什么小技巧？

对于需要严格控制水分的水肿的肾病患者来说，有什么控水技巧呢？

（1）吃干不吃稀。少喝汤水以减轻负担。

（2）"望梅止渴"。若实在觉得口干又不能喝水，可用酸梅、薄荷糖、口香糖等刺激唾液分泌。

（3）冰水更有效。冰块放口中慢慢含化，融化后的冰水仅作漱口用，不咽下，以缓解口干，但体质偏虚寒的患者要慎用。

（4）饮水好习惯。饮水容器要有刻度，饮水要小口抿，避免饮水速度过快。

（5）分散注意力。克服心理需求，做让自己愉快的事情。

（6）药物集中服。无药物配伍禁忌的情况下，尽可能集中服用药物，避免多次饮水。

（7）唇部保湿。使用润唇膏、护唇油，或用棉签蘸水润湿唇部。

（8）饮食要清淡。不吃或少吃高盐食物，如酱菜、咸菜、熏制食物等。

（9）控制高血糖。减少因血糖高导致的口渴，从而增加对水的摄入。

血液透析患者的控水小原则：

一周透析一次的水摄入量 = 前一天尿量 +100 mL。

一周透析两次的水摄入量 = 前一天尿量 +300 mL。

一周透析三次的水摄入量 = 前一天尿量 +500 mL。

十三、适合肾病患者的中药茶饮

在肾病治疗过程中，患者除了应坚持药物治疗外，适当地服用中药茶饮也能起到一定的辅助治疗作用。下面为肾病患者介绍几款护肾茶饮。

枸杞山楂茶

配方及服法：干山楂、枸杞子各 5 g，开水浸泡 20 min，待温凉后当茶饮用，每日 1 剂。

功效：助消化，辅助降压降脂。

注意：湿热患者或胃酸过多患者慎服。

葛根菊花茶

配方及服法：葛根 10 g，洗净后切成薄片，菊花 3 g，一同加水煮沸，待温凉后当茶饮用。

功效：清肝明目，辅助降压降糖。

注意：虚寒者慎服。

决明子茶

配方及服法：决明子 10 g，开水浸泡 20 min，待温凉后当茶饮用。

功效：清肝明目，通便，辅助降压降脂。

注意：阳虚及腹泻者慎服。

玉米须茶

配方及服法：鲜玉米须 10 g，加水煮沸，待温凉后当茶饮用。

功效：利尿消肿，辅助降压。

注意：虚寒者慎服。

百合薏米茶

配方及服法：干百合、薏米（薏苡仁）各 10 g，开水浸泡 30 min，待温凉后当茶饮用。

功效：利水消肿，辅助降尿酸，预防痛风发作。

注意：阳虚者慎服。

玉屏风散茶

配方及服法：黄芪 15 g，白术 10 g，防风 5 g，以上三味药开水浸泡 30 min 或煮 10 min，待温凉后当茶饮用。

功效：益气固表，尤其适用于体虚易感冒者。

注意：阴虚者慎服。

黄芪红枣茶

配方及服法：黄芪 10 g，红枣（大枣）3 颗，开水浸泡 20 min，待温凉后当茶饮用。

功效：益气补血。

注意：实热者慎服。

桑寄生茶

配方及服法：桑寄生 10 g，加水煮沸 10 min，待温凉后当茶饮用。

功效：补肾养血，辅助降压。

注意：血热者慎服。

当然，还要注意的是，中药茶饮和汤剂一样，也要根据中药的性味，结合自身体质、病证、天气、时令等辨证使用，才能达到预期效果，所以上述茶饮都建议在中医师的指导下辨证使用。

在服用茶饮时，还要注意控水，特别是如果出现浮肿等情况，一定要控制饮水量，不可过多饮用。

十四、什么是低钾饮食？

当肾病患者进入肾衰的阶段时，会出现高钾倾向或存在高钾血症，应予低钾饮食，防止高钾对神经、肌肉系统甚至对心脏造成不良影响。严重的高钾血症会引起心搏骤停等，威胁生命，故应十分警惕，坚持低钾饮食。

低钾饮食，不是说只挑含钾量低的食物吃，而是每天吃的食物中钾的总含量应低于健康人群，钾的摄取量大约是健康人群的 50%。含钾量高或低的食物都可以吃，低钾食物可以适当多吃一点，高钾食物适量摄入。除慎食高钾食物外，也可以通过烹饪的方法降低含钾高的食物中的钾含量，比如马铃薯用水浸泡、蔬菜在水中煮熟后弃水食菜等。

哪些食物含钾量高？

大部分的蔬菜、水果都含有较多的钾。此外，高蛋白食物，如肉类、豆类等，钾含量也比较高。所以肉类、蔬菜与水果的摄取要有所节制，否则钾摄入量就会过高。

具体来说，含钾量高的食物主要有以下这些。

（1）谷类及制品：玉米、马铃薯、荞麦、全麦食品、小麦胚芽。

（2）菌藻类：蘑菇、冬菇、紫菜、海带、银耳、水发木耳等。

（3）乳类及制品：奶粉等。

（4）干豆类及制品：大豆、黄豆、黑豆、红豆、蚕豆、扁豆、豌豆、绿豆、青豆等。

（5）水果类及制品：龙眼、葡萄干、荔枝、番石榴、香蕉、柑、橙等。

（6）坚果、种子类：榛子、莲子、腰果、南瓜子、葵花籽等。

（7）薯类、淀粉类及制品：马铃薯粉、木薯等。

（8）调味品类：低钠盐、酱类、咸菜类。

（9）鱼虾蟹贝类：扇贝、鱼、虾等。

（10）蔬菜类及制品：葱蒜类、深色蔬菜类（尤其是红苋菜、绿苋菜、蕹菜）等。

（11）畜肉类及制品：羊肉、牛肉等。

（12）禽肉类及制品：火鸡、鸡、鸭、鹅等。

（13）其他：菜汤以及各种饮料等。

十五、吃什么能降尿蛋白呢?

"医生啊，我都吃了很久的药了，为什么我尿里边还有很多泡沫呢?而且尿常规总是显示有尿蛋白，我要吃什么才能让尿蛋白减少呢?"很多肾病患者都有这样的疑问，那么吃什么能降尿蛋白呢?

优质低蛋白饮食

优质低蛋白饮食指食用瘦肉、鸡肉、鱼肉、鸡蛋、牛奶、豆制品等富含必需氨基酸的食物，而大米等主食、蔬菜等含非必需氨基酸较多，应减少食用。坚持低蛋白饮食，肾脏的负担会减少，有利于肾脏的康复，减少尿蛋白。

一些有补气、收敛作用的食物

比如山药、参类等食物，中医认为有补气收摄的作用，芡实、白果等食物，中医认为有收敛的作用，适当食用，对于减轻蛋白尿会有一定的作用。当然，最好是在中医师的指导下辨证使用，这样才会有更好的效果。另外，量也要控制好，比如，白果有小毒，所以只能是适当、小量、间断食用，以免带来副作用。

十六、尿酸高了，肾病患者应该怎么吃？

"医生，我这尿酸怎么老是这么高，昨天忍不住偷偷喝了一口老火汤，晚上脚就痛了，这可咋办？啥都不能吃吗？"备受高尿酸困扰的患者不在少数，而且患病人群还趋向年轻化，越来越多的年轻人也正饱受高尿酸的煎熬。

正常人体内尿酸每天的生成量和排泄量是基本相等的，当人体新陈代谢发生紊乱时，尿酸的生成量和排泄量平衡被打破，从而导致体内尿酸增多。高尿酸会引发其他疾病，因此要控制好体内尿酸水平。

特别是当肾病患者肾功能下降时，排泄尿酸的能力也会下降，所以为了维持平衡，一定要严格控制嘌呤摄入。在饮食方面，应该怎么控制呢？

患者应该结合自己的实际情况进行选择，如血钾高的患者在血钾恢复至正常水平之前，不宜进食海带、马铃薯等食物。

同时，没有水肿症状的患者应该增加每日饮水量，多排尿，帮助尿酸排出体外。西瓜和冬瓜均利尿，可以在一定范围内多吃，但西瓜的含糖量较高，合并有糖尿病的患者要注意。

哪些食物应避免吃？

平时的饮食中，嘌呤含量高的食物容易导致高尿酸。常见的嘌呤含量高的食物包括动物内脏、贝壳类、菌类、豆类、牛肉、啤酒等。

对于尿酸高的肾病患者来说，要尽量避免进食以上食物，以控制嘌呤的摄取量，进而控制尿酸的生成量。

同时，高蛋白的食物由于含有大量的氨基酸，会导致嘌呤合成增加，尿酸升高，因此，高尿酸的肾病患者应该坚持低蛋白饮食。

尿酸高适合吃什么食物？

由于尿酸在酸性的环境中容易析出结晶，导致结石等症状，但尿酸结晶在碱性的环境中容易溶解，因此尿酸高的患者应该多食用碱性的食物，以帮助体内尿酸结晶溶解后排出。

常见的碱性食物主要有桃子、杏、梨、苹果、香蕉、西瓜、马铃薯、甘薯、芥菜、花椰菜、白菜、海带、萝卜、番茄、茄子、黄瓜、冬瓜等。

十七、贫血的肾病患者应该怎么吃？

慢性肾脏病患者病情发展到肾功能衰竭后，由于促红细胞生成素分泌减少、体内铁利用障碍等，常常并发贫血。除了药物治疗外，平时可以吃些什么改善贫血吗？

贫血应该怎么吃？

贫血的肾病患者，可以通过选择含铁量丰富的食物，来补充造血原料。生活中常见的含铁量较高的食物有猪肉、大枣、黑木耳、牛肉、菠菜等，可以适量进食。此外，可以使用铁锅炒菜以增加食物中的含铁量。

但是上述食物并不适合所有肾病患者，如有高尿酸的肾病患者应避免进食富含嘌呤的食物，如牛肉、菠菜等。因此肾病患者需要根据自己的病情灵活选择食物，避免适得其反。

肾性贫血不能吃什么？

肾病患者的肾性贫血，是肾功能衰竭之后引起的并发症，并非营养不良导致的贫血，所以切忌盲目进补来改善贫血，比如大鱼大肉、喝老火汤、吃猪肝等食补方式都不适合肾性贫血患者，这样只会加重肾脏的负担，引起肾功能进一步损伤，贫血将会进一步加重。

如何改善贫血？

很多肾病患者或多或少都合并其他疾病，选择食物时就会比较受限。一方面，需要结合多种疾病谨慎选择；另一方面，虽然可以通过食用含铁量丰富的食物帮助补血，但是食物中的铁利用率偏低，改善贫血的效果不明显。

因此，针对贫血的肾病患者，改善贫血的最有效方法是皮下注射促红细胞生成素、服用叶酸片和／或口服铁剂。当然，目前也有口服改善肾性贫血的药物。但为了保证治疗的有效性和安全性，建议肾病患者到正规医院的肾内科进行抽血检查后，在医生的专业指导下进行治疗。

十八、肾病患者能吃坚果吗？

坚果美味又富含营养，是人们非常喜爱的零食。闲暇时间来一把，既能满足口腹之欲，又能益心健脑，何乐而不为呢？但对于肾病患者，吃对才是王道！

坚果的营养价值

坚果是植物的精华部分，含有丰富的蛋白质、油脂、碳水化合物、维生素和各种微量元素，这些都是人体生长发育所必需的。同时，坚果所富含的膳食纤维、必需氨基酸及不饱和脂肪酸也有利于人体健康。

研究表明，一些坚果类食物能较强地清除脂质过氧自由基（这是一种在新陈代谢过程中产生的不利于身体健康的成分），对心脑血管等有一定的保健作用。

坚果的食用宜忌

坚果的营养价值很高，肾病患者食用时要注意以下几点。

1. 肾病患者应少吃坚果

坚果所含蛋白质多为植物蛋白，含有较多非必需氨基酸，且含量非常高，这些物质的代谢、排泄都由肾脏来实现，会增加肾脏的负担，食用坚果对肾病的治疗不利。

2. 脂质代谢紊乱的肾病患者应谨慎食用坚果

坚果的油脂含量过高，不适合高脂血症、动脉硬化、冠心病等的患者食用。又因肾病常伴有脂质代谢紊乱，所以伴有上述疾病的肾病患者应慎食坚果。

3. 糖尿病肾病患者应控制食用坚果的总量

坚果所含热量较高，对于糖尿病肾病患者来说，餐后大量食用会造成能量超标，引起血糖波动。因此，即使食用也要严格控制总量，每天食用量不应超过 15 g，并且最好在两餐之间作为加餐食用。

4. 高血压肾病患者应避免食用经调味的坚果

如今市面上很多商家为了让坚果更美味，会加大量盐或糖来调味，而食盐会增加水肿的可能，加重心肾负担，使血压升高，加速肾病进展，故有慢性肾衰并伴有高血压及浮肿的患者应避免食用用盐或糖调味的坚果。

5. 血磷高的肾病患者应谨慎食用坚果

坚果含磷较高，肾病患者由于代谢功能失调，常伴有高磷血症，故应慎食。

十九、肾病患者能喝咖啡和茶吗?

口味香醇的咖啡，因能提神醒脑、缓解压力而受到当代年轻人的喜爱，喝咖啡成为一种新的生活方式；而作为国饮的茶，亦在人们生活中占据着重要的地位。那么，肾病患者适合喝咖啡、喝茶吗?

咖啡

咖啡豆中含有100多种不同的物质，包括咖啡因、单宁酸、油脂、氮化合物等。咖啡会对人体产生很多影响：它能使神经系统和呼吸系统兴奋，缓解大脑、肌肉疲劳；能利尿；能扩大血管，使心跳加速，升高血压；等等。因此，并不是每个人都适合喝咖啡。

喝咖啡究竟对肾病有什么影响，国内外做过很多的临床观察，但目前并没有统一的结论，想喝咖啡的肾病患者需要注意以下几点：

（1）容易失眠的肾病患者应尽量少喝且不在睡前喝。

（2）伴有心脑血管疾病的肾病患者也应少喝或不喝。

（3）肾病患者由于代谢失调，常伴有骨营养不良、骨质疏松，而咖啡会使钙质减少，因此，老年人及绝经后妇女不宜饮用。

（4）对于需要利尿的肾病患者，咖啡因的利尿作用可促进多余的水排出体外，减轻肾脏压力，但摄入过多则容易引起咖啡因中毒。

茶

茶叶中含有多种与人体健康相关的成分，如茶多酚、茶色素、茶氨酸、茶多糖等。研究表明，喝茶能利尿，降低心脑血管疾病发病率以及因心血管疾病死亡的风险，降低胆固醇及血压，抗压力、抗焦虑，提高免疫力、杀菌力，防止早性衰老等。但对于肾病患者来说，喝茶究竟好不好，目前也没有统一的结论，我们需注意以下几点：

（1）肾病伴有心血管系统疾病（如高血压、冠心病、肺心病）的患者不宜喝新茶、浓茶。因为新茶、浓茶中含有较多咖啡因及活性生物碱，这些物质会使人神经系统兴奋，导致心跳加快，血压升高，进而加重心肾负担，对肾功能造成损害。

（2）肾病伴有胃肠道症状（如恶心呕吐、胃溃疡、便秘）的患者不宜饮用茶。因为茶中的咖啡因会刺激胃酸分泌，胃酸会不断侵蚀新生的胃黏膜，不利于溃疡愈合。而茶中的鞣质含量也较高，鞣质会抑制肠道的蠕动，加重便秘，从而导致毒素排不出来，沉积在体内，加重肾脏的排泄负担，不利于肾病的治疗。

（3）喝中药或吃铁剂治疗的肾病患者，喝茶的时间要与服用这些药物的时间相隔久一些，以免影响药物的吸收。

（4）喝茶时，尽可能少放茶叶，不喝浓茶，少喝新茶。

第五章

日常养肾

　　做好肾病的早期预防非常重要，一来能尽可能将肾病控制在萌芽状态，二来即使发现已经得了慢性肾脏病，也是越早治疗效果越好。

一、哪些人群容易得慢性肾脏病?

　　慢性肾脏病来时悄无声息,发现时往往已经到了中后期,无法尽早治疗,导致治疗效果不尽如人意。所以做好肾病的早期预防非常重要,一来能尽可能将肾病控制在萌芽状态,二来即使发现已经得了慢性肾脏病,也是越早治疗效果越好。

　　那么哪些人群容易得慢性肾脏病,需要尽早加以预防和治疗呢?

尿检异常

　　在慢性肾脏病的病因中,目前我国仍然是以原发性的慢性肾小球疾病最为常见。而原发性的慢性肾小球疾病比较善于"伪装",发病时让人难以察觉,患者可能没有什么不适,但该病病程长,缠绵不断,时轻时重,最初可能主要表现为蛋白尿、血尿,慢慢出现高血压、水肿等症状,等到疾病后期才出现恶心呕吐、皮肤瘙痒等一系列较为明显的症状,但往往已经错过了最佳的治疗时机。所以,做好日常体检很重要,建议每年做 1 ~ 2 次尿常规的检查,如果发现有蛋白尿或血尿等尿检异常,则要引起重视,及时就医。

糖尿病

　　糖尿病肾病是糖尿病常见的并发症,也是慢性肾脏病的主要病因。随着社会经济的发展,人们的生活水平提升,糖尿病的发病率也随之上升,糖尿病肾病慢慢成为慢性肾脏病的首要病因。在早期,糖尿病肾病没有什么特异性的表现,因而常常会被糖尿病患者忽略,待肾脏损害加重,渐渐地就会出现大量蛋白尿,紧接着视网膜病变、水肿、氮质血症等症状也会慢慢地浮现出来,这时候往往肾功能已经受损。因此,糖尿病患者应该定期检查肾功能、尿常规，及早发现肾病，及早治疗。

高血压

高血压和肾脏的关系非常密切，长期的高血压会导致身体内各种脏器损害，肾脏就是其中之一，高血压引起慢性肾脏病的概率仅次于糖尿病。同时，慢性肾脏病也会导致患者血压升高，医学上称为肾性高血压。肾脏分泌肾素，启动身体内的肾素－血管紧张素－醛固酮系统，在它的一系列操作下，血压会升高。由于两者的相互作用，控制血压成了治疗慢性肾脏病的核心，贯穿整个治疗过程。而高血压患者也应密切关注自己的肾脏健康情况，如果发现问题，就应尽早治疗。

高血脂

高血脂和高血压相似，和肾脏相互作用。高血脂会增加血液黏稠度，容易造成肾血管形成小斑块，医学上称为"动脉粥样硬化"，渐渐地肾小球硬化，斑块增大，还有引起血管内栓塞的风险。肾病患者多伴有高血脂的症状，导致在肾病的基础上进一步加快肾功能的衰竭。所以高血脂的患者同样要多关注自己的肾脏健康情况。

高尿酸

高尿酸是继传统"三高"（高血压、高血糖、高血脂）后的"第四高"。人们对"三高"的认识较为普遍，知道它们对身体的危害性，随着生活水平的提高，尿酸也成了威胁大众健康的"高危分子"。尿酸除了会沉积在人体的组织内而引起痛风外，还会损害体内的脏器，例如肾脏。人体内 70% 的尿酸都是经过肾脏排泄的，尿酸水平过高时，就容易沉积在肾脏，释放炎症因子，损害肾功能，通常称之为"尿酸性肾病"，可出现尿酸性结石、血尿、蛋白尿、肾功能衰竭等，所以，有高尿酸血症的患者要特别关注肾功能和尿常规的情况。

肥胖

大众所熟知的体重指数（BMI），就是诊断肥胖的一个重要标准。资料表明，中国人的BMI在 24 ~ 27 之间为过重，BMI ≥ 28 即为肥胖。肥胖除了会带来高血压、高血脂、高血糖、胰岛素抵抗、高血尿酸等危害，还会影响肾脏。我们可以将肾脏比喻为人体最大的排污工厂，肥胖人群产生的代谢废物过多，让肾脏始终处于过度劳累、超负荷工作的"加班"状态，一旦肾脏不堪重负，疾病便接踵而至。久而久之，会诱发"肥胖相关性肾病"，表现为不同程度的蛋白尿、肾功能不全甚至尿毒症。

单纯的肥胖相关性肾病在减重后可以得到缓解。此外，肥胖者多存在糖尿病、高血压、高尿酸血症、心血管疾病和肾结石等合并症，这些合并症也会诱发或加重慢性肾脏病。

所以，肥胖患者一定要控制体重，注意低钠、优质低蛋白饮食，控制血压、血脂，戒烟酒，培养良好的生活习惯，坚持有氧运动，如游泳、慢跑、散步、骑自行车等，争取早日让体重指数和腰围恢复正常，减轻肾脏的代谢负担。

其他

除此之外，肾脏作为人体的一个重要的排泄器官，全身各个系统的疾病都很容易损伤肾脏，比如，心血管疾病、风湿性疾病、血液病、肿瘤等均可对肾脏产生损害。老年人及长期吸烟、服用肾毒性药物的人群也是容易患慢性肾脏病的重点人群。

二、常见的十个"坑肾"坏习惯

生活上的一些不良习惯，如果不及时纠正，都有可能影响肾脏，甚至危害肾脏的健康。其中最常见的可能是以下这十种。

抽烟

据统计，我国吸烟人群越来越趋于年轻化，我国每年因吸烟引起相关疾病而死亡的患者超过 100 万人，可想而知，"吸烟有害健康"并不是一句空话。烟草中含有多种对身体有害的物质，它们会损伤机体的各个器官。吸进去的物质需要通过肾脏排泄，容易对肾脏造成损伤。不仅如此，吸烟也可能引起脑血管、心血管等方面的健康问题，这些都间接影响了肾脏。

熬夜

"熬夜伤肾"，国内外多项研究表明，熬夜的人相比正常作息人群出现蛋白尿的风险明显增加。熬夜会打破人的生物钟，导致人体的昼夜节律失衡，内环境紊乱，诱发诸多疾病，对肾脏的伤害尤其严重。一些女性秉持"熬最晚的夜，敷最贵的面膜，喝最补的药"的观念，想通过使用护肤品、保健品等方式来挽救熬夜带来的伤害，其实是徒劳的，熬夜造成的肾损伤是不可逆的。

乱用药

现代人总是追求高效率，生病了，觉得这就是小事一桩，去医院挂号看病太麻烦，便凭着自己的"生活经验"到药店胡乱买一堆消炎药或退热药吃下去。殊不知，很多药物具有肾毒性，药物之间也有可能相互作用，一不小心就会损伤肾脏。肾脏作为代谢药物的主要器官，胡乱用药很容易导致急性肾损伤，甚至可能危及生命。

吃得太咸

人体摄入的 90% 的盐都经过肾脏排泄，食盐过多会加重肾脏的负担，肾脏长时间超负荷工作容易导致肾功能减退，从而加速肾功能衰竭。

憋尿

经常听到有人说：憋尿时间长证明肾很好。其实这是一种误解。尿液是身体代谢产生的"副产品"，需要正常地排出体外，经常性、习惯性憋尿的人会使膀胱内压力增大，而尿液在体内长时间停留、蓄积，尿液中携带的细菌就容易感染尿道，甚至因为憋尿时间太久而使尿液反流回输尿管或肾脏，造成肾盂肾炎等疾病，严重的甚至会引起肾功能衰竭。

不喝水

多喝水、多排尿可以促进身体的正常排泄，带走机体代谢产生的废物，还可以降低肾结石的发生率。喝水不足，排尿减少，体内的有害代谢物无法随尿液排出，钙、草酸、尿酸等沉积在肾脏，可能造成肾结石，或导致肾脏的排毒能力降低，毒素聚积，损害肾功能。

不运动

长期久卧久坐，不进行适当运动，容易造成肌肉的无力，人体抵抗力降低，增加生病的风险。即便是普通的呼吸道感染，抵抗力低下的人也会更容易引起肾炎，损伤肾脏。而长期不运动的人突然剧烈运动，机体一时不适应，肌肉容易产生过多的肌酸，肾脏排泄能力不足，可能堆积于肾脏，造成肾损伤。

大鱼大肉

肉类食物里富含蛋白质，对机体有益。但是，平时经常大鱼大肉，蛋白质摄入量容易超标。长期的高蛋白质摄入会加重肾脏的负担，肾脏超负荷工作容易致肾脏"罢工"而衰竭。

乱吃补药

养生观念的普及和各种补肾偏方、"以形补形"理论的盛行，给保健品带来了市场。有些人把保健品当"特效药"，甚至还"当饭吃"。对于这种情况，大家要学会辨识，不是补得越多效果越好。吃再多的补药都比不上有一种健康的生活方式，而且吃进去的补药都要通过肾脏来排泄，吃太多会加重肾脏负担，"补肾"可能变成"伤肾"。

长期忧郁

中医有"情志致病"之说，现代医学也认为，长期处于忧郁状态的人群，免疫功能会受到抑制，更容易诱发各种疾病，肾病患者也不例外。伴有忧郁情绪的人群，肾脏更容易受到损伤。所以保持愉悦的心情，是身体健康的重要保证。

三、治疗慢性肾脏病，最关键的是什么？

慢性肾脏病的治疗，往往并没有特效药物，那么，治疗慢性肾脏病最关键的是什么呢？其实就是做好疾病的自我管理，具体来说，体现在以下几个方面。

定期复诊

在肾病的长期治疗过程中，定期复诊是至关重要的环节，也是临床结局好的肾病患者的一大特点。定期复诊有利于长期系统化地对疾病进行实时把控：一来及时调整临床用药；二来定期复查相关指标的变化情况，以了解病情；三来加强和医护人员之间的沟通，医护人员可以更好地了解患者及家属对疾病的知晓情况和自我管理意识，及时加以宣教和调整治疗方案。复诊的频率由病情决定，一般要听从医护人员的安排，切忌自行停止看病，切忌自行减药或停药，切忌长期不复查各种肾病相关指标。

有良好心态

慢性肾脏病发病隐匿，大部分患者出现临床症状后才得以确诊，这时往往已为中晚期，突然的打击会给肾病患者带来心理、生理上的双重负担。此外，大多数患者在长期病程中常伴疲倦、腰酸等躯体功能减退现象，且疾病往往无法完全治愈，为终身性的疾病，这些都容易让肾病患者产生抑郁、焦虑等消极情绪，所以这时保持良好的心理状态非常重要。有研究表明，良好的心态（乐观、有信心、有斗志等）能让肾病患者以更积极的方式对待疾病，且与更好的预后息息相关。

生活约束

慢性肾脏病是一种病情进展与生活方式密切相关的慢性疾病，除了药物控制外，肾病患者需要改变既往不良的生活方式，长期严格遵守自律的生活习惯。这种生活约束是防治慢性肾脏病的关键，主要包括饮食习惯、运动方式、生活作息调整等。这些都能带来更好的疾病预后，具体的做法在本书中也都有详细的阐述。

避免一些危险因素

呼吸道感染、尿路感染、皮肤感染、尿路结石梗阻、血压控制不佳、严重创伤、大手术、肥胖、吸烟、酗酒等，都是肾病患者要避免的危险因素。

四、如何避免慢性肾脏病复发？

有些慢性肾脏病患者通过及时、积极的治疗，病情能得到非常有效的控制，临床上达到痊愈的状态，即自觉无不适症状，抽血、验尿的结果也都恢复正常了，但是肾脏微观形态上的病变往往无法完全恢复，所以会面临复发的风险。那怎样才能避免病情复发呢？我们要注意以下这几点。

遵医嘱规范治疗

肾病的治疗往往是很漫长的，容易让患者心理上产生疲倦感，有些患者一旦感到病情稳定了，就没有再按时服药，甚至自行停药或减药，这是非常危险的。

服药一定要按剂量服用，定期门诊随访，遵照医生的意见调整用药。有些药物（比如激素）的停药和减药，是要根据病情的变化缓慢进行才不会损伤身体和影响病情的，自行快速停药和减药很容易导致病情的快速复发，而且会使之后的治疗更加棘手。因此强调"遵从医嘱，定期随访"，这对于减少复发尤为重要。

避免服用肾毒性药物

有些患者出现轻微的感染症状，就会自行去药店购买抗生素服用，或者出现发热的症状就自行服用退热药。这些都是不正确的做法。一些抗生素和退热的药物是有肾毒性的，服用后很可能会损伤肾脏，造成疾病的复发。所以建议肾病患者不要私自用药，有任何不适都要到正规医院就诊，并且如实告知医生自己的肾病病史。

注意预防感染

很多肾病患者的病情复发，往往是因为一场感染。在肾病病情进展过程中，蛋白质大量丢失，免疫功能下降；同时，治疗过程中各种免疫抑制剂的使用也会影响患者的免疫功能，所以会比较容易感染。

1. 呼吸道感染

呼吸道感染是最常见的感染。秋冬、冬春交替时最为常见，建议患者出门时做好保暖工作，不至于因室内外温差的变化而感冒；避免与感冒人群接触；少去公共场所，并养成常规戴口罩、勤洗手的习惯。

2. 皮肤感染

夏季常有患者因蚊虫叮咬导致的皮肤感染而使病情复发或加重，因此也要加以预防。有些卧床的水肿患者需抬高水肿的肢体，增加静脉回流以减轻水肿，避免水肿造成下肢皮肤的破损、感染。

3. 口腔感染

口腔感染是最容易被忽略的，有些患者可能会认为早晚各刷一次牙就行了。其实最好是晨起、睡前、每次餐后都进行口腔护理，不能大意。如有蛀牙等，要尽早去口腔科处理，避免造成严重后果。

适当锻炼以增强体质

肾病患者常常会从医生、家人或亲戚朋友那里得到"一定要注意休息""千万别累着"这样的忠告，于是，患者理所当然地休息，不敢活动，更有甚者就此卧床不起，过着衣来伸手、饭来张口的日子。其实，除了急性肾损伤患者需要绝对的休息之外，对于大部分的慢性肾脏病患者来说，过分依赖休息、完全不运动的生活方式是弊多利少的。

肾病患者应该动起来，快走、慢跑、游泳等有氧运动方式都是简便易行的锻炼方法。当然，活动强度要量力而行——体质差的，可缓行，活动时间短些；体质强的，可疾行，活动时间长些。以自己的身体能承受为度，持之以恒，定能获益。而且建议患者要正常地工作、学习，投入正常的社会生活当中去。

保持良好的心态

肾病的治疗是一个长期的过程，患者需要以良好的心理状态去面对。

保持正确的饮食习惯

饮食对于肾病的康复非常重要，本书中已有很多的阐述，应该按这些要求坚持自律的饮食习惯。

管理好各种危险因素

对于各种危险因素，如高血压、高血糖、高尿酸血症等，一方面要学会自我监测，另一方面要通过规律用药或改变不健康的生活方式干预，将血压、血糖等指标控制在正常范围内。

坚持定期复查

定期复查尿常规、肾功能的情况，并注意观察有没有出现尿泡沫增多、眼睑水肿、下肢水肿、食欲变差等情况，以便在病情复发的第一时间及时发现，及时治疗。

五、慢性肾脏病患者的四季养生方法

春生夏长，秋收冬藏。人们生活在这样的自然秩序之中，自然界的四时变化无疑会对人们的身心健康产生影响。古往今来的中医医家们早已注意到顺应四时、调摄起居对人类健康的重要性，因此十分注重四季养生。慢性肾脏病患者，气血亏虚，生理功能衰退，抗病能力低下，更应天人相应，注意养生，以延缓肾病的进展，提高生活质量，带病延年。

春季养生

春季是冬夏转换、冷暖交替的季节，多风，天气变化无常，加之万物复苏，是细菌、病毒等微生物繁殖和传播的季节，而慢性肾脏病患者本身抵抗力较差，免疫功能低下，很容易被感染，从而使病情加重或反复，因此要谨防患流行病。

1. 生活调摄

宜保持居室空气流通，调节衣着，注意"春捂秋冻"，早睡早起，外出进行适当的运动，如散步、慢跑、做体操、打太极拳等，放松身体，顺应天地生发之气以养"生"。

2. 饮食调摄

在五行学说中，肝属木，与春相应。在饮食调理上应当注意以养肝为先。饮食应忌辛热刺激食物及酸味食物，多吃辛甘食物及温补阳气的食物，比如糯米、黑米、高粱、韭菜、洋葱等。

3. 情志调摄

在情绪上要乐观、愉快，不宜抑郁或暴怒，保持心情豁达、开朗、淡定、坦然，肝气就能舒畅，气旺血和，使肝功能很好地发挥作用。

夏季养生

夏季阳气最盛，天气炎热，汗孔大开，可使体内毒素得以排泄，从而缓解病情，故慢性肾脏病患者应利用好该季节进行治疗和保健。夏天的特点是燥热，"热"以"凉"克之，"燥"以"清"祛之。因此，清燥解热是夏季养生的关键。

1. 生活调摄

夏季应晚睡早起，早起以顺应阳气充盛，晚睡以顺应自然阴气之不足，当然，"晚"也是适度的，不要超过晚上 11 点。中午应适当休息；应选择清晨或傍晚凉爽时进行适当运动，到公园、河岸、湖边等地锻炼，如打太极拳、做广播操、慢跑、散步等，但应避免大汗淋漓，津液耗伤太过或引起中暑；同时，夏季炎热，但开空调时间不宜过长，室内、室外温差不宜过大，不宜露宿室外，不宜当风而睡，应少食或不食冷饮，以避免风寒之气入侵人体，防寒邪侵袭。

2. 饮食调摄

在饮食滋补方面，应当注意以养心为先，夏天以清补、健脾、祛暑化湿为原则。不宜食用肥甘厚味及燥热的食物，而应选择具有清淡滋阴功效的食物。甘凉清润的食物有菠菜、冬瓜、马铃薯、豆腐、小麦等，健脾养胃、滋阴补气的食物有菠菜、莲藕、番茄、苹果、牛奶等，祛暑利湿、清热解毒的食物有萝卜、茄子、白菜、芹菜、苦瓜、丝瓜、薏苡仁、荷叶等。

3. 精神调摄

夏属火，与心相应，患者要重视并保持愉快而稳定的情绪，切忌大悲大喜，以免以热助热。同时夏季烈日酷暑，腠理开泄，汗液外泄，汗为心之液，心气最易耗伤，夏季要做到神清气和，快乐欢畅，胸怀宽阔，才能使心神得养。

4. 冬病夏治

冬季常发的慢性病及一些阳虚阴盛的疾患，往往可以通过伏夏时的调养使病情得以好转。夏季阳气最盛，此时做好健康调补，可使患者的阳气充实，增强抵抗力。慢性肾脏病患者体质虚弱，尤其应该注意夏日进补。

秋季养生

秋季，燥气当令，易伤损肺阴，从而产生口干咽燥、干咳少痰、皮肤干燥、便秘等症状，严重者还会咳中带血，所以秋季养生要重在保肺防燥。

1. 生活调摄

在起居上，应做到早睡早起。秋季，在燥气中还暗含秋凉，慢性肾脏病患者体质较弱，对这种变化的适应性和耐受力较差，应注意添加衣物，防止因受凉而伤及肺部，引发疾病。同时，运动也不宜剧烈，微微发汗即可。

2. 饮食调摄

饮食总原则宜少食辛味，多食酸味，即减少食用辛辣口味的食物，如葱、姜、蒜、韭菜等，多食用口味酸涩的水果，如梨、苹果等。

3. 疾病预防

慢性肾脏病合并支气管哮喘的患者，要尽量避开过敏原，常见的过敏原有风媒花粉（如枸树、蓖麻、蒿草等的花粉）、霉菌孢子、螨、某些生产性粉尘（如棉尘、磷粉、山药粉）等。

另外，由于秋末冬初时节，天气变凉，皮肤和皮下组织血管收缩，周围血管阻力增大，导致血压升高，易发生脑出血，或引起冠状动脉痉挛，直接影响心脏血液供应，诱发心绞痛或心肌梗死，因此，秋季心脑血管疾病发病率远高于其他季节，心脑血管患病风险高的患者要坚持服药预防，并时刻留意监测自己的血压情况，及时调整用药。

冬季养生

在冬天，五行和肾脏的关系最密切，而肾主封藏，此时自然界万物闭藏，人体的阳气也要潜藏于内。因此，冬季养生的基本原则以敛阴护阳保肾为根本。

1. 生活调摄

防寒保暖，早睡晚起，多晒太阳，以补体阳；在室内进行动静结合的锻炼，如练气功、打太极拳等，身体发热、微微出汗即可，避免发汗过度而损伤阳气。

2. 饮食调摄

冬季补肾应当针对肾阴、肾阳虚衰，采用对症的方法进行。肾阴虚者，常见有咽燥、腰膝酸软、头晕耳鸣、舌苔偏红等症状，可选用枸杞子、银耳等进行滋补；肾阳虚者，常见有肢体畏寒、精神萎靡、腰酸耳鸣、舌淡、体胖等症状，则应选择羊肉、肉苁蓉、益智等温补。

3. 自身调摄

"肾主骨"，冬天经常叩齿有益肾、坚肾之功。肾"在液为唾"，冬日以舌抵上腭，待唾液满口后，慢慢咽下，能够滋养肾精。肾之经脉起于足部，足心涌泉穴为其主穴，冬夜睡前最好用热水泡脚，并按揉脚心。

六、慢性肾脏病患者如何调节好自身的心理状态？

很多肾病患者知道自己的病将伴随一生时，或多或少都会有点担忧甚至焦虑，这种担忧的情绪也会对肾病的治疗产生负面影响，因此学会情绪调节十分重要。

易患人群

通常来说，肾功能衰竭患者因担心病情发展到尿毒症的阶段，往往心理负担重。透析患者由于长时间接受透析治疗，产生沉重的经济负担和对自身健康的担忧，更加容易产生心理障碍，如焦虑、抑郁等。

肾病综合征患者由于长期服用激素，容易出现面部痤疮，对个人形象产生负面影响；女性患者还会出现"男性化"表现，如声音变粗、多毛等不良反应，因此患者更容易产生焦虑、抑郁的情绪，不愿与他人交流，长此以往容易形成内向的性格。而且，长期服用激素还容易失眠，加重焦虑情绪。另外，肾病综合征患者停用激素后可能出现尿蛋白复发，容易产生"前功尽弃"的负面心理，部分患者甚至会放弃治疗。

对于要进行肾穿刺活检的患者来说，由于对肾穿刺缺乏了解，道听途说，潜意识里夸大其副作用，也容易产生焦虑、恐惧的心理，影响并抗拒治疗。

如何做好心理上的自我调节？

对于肾功能衰竭患者来说，要正确地认识到并不是所有的肾病患者都会走到尿毒症透析这一步，只要积极、正确地治疗，做好疾病的自我管理，很多患者的病情是可以避免发展到尿毒症的。而且，尿毒症也不是生命的终点，有血液透析、腹膜透析、肾移植等多种方式可以治疗，能继续带病生存。

对于长期透析的患者来说，要明白透析虽然会带来一些生活上的改变，但只要积极面对，可以长久维持生命，也可以生活得很精彩。

对于长期服用激素的患者来说，要明白痤疮、（女性患者）男性化表现、失眠等不适都只是暂时性的反应，待停药后可自行恢复，必要时还可用中医药治疗等方式来减少其副作用。

对于要进行肾穿刺活检的患者来说，要明白肾穿刺是为制订个性化治疗方案提供依据，有利于疾病的预后；同时，其不良反应的发生率非常低，万一发生了，也是可以采取必要的应急措施进行救治的。

作为患者，首先应详细了解疾病，做到不盲从、不轻信，尽力配合医护人员的治疗，同时做好打持久战的心理准备，为疾病的治愈提供良好的条件。

七、为什么医生总是反对肾病患者吸烟？

烟草的燃烧可以产生 4 000 多种有害成分，吸烟时，一部分散播于空气中，让周围的人被迫吸二手烟，而另外一部分则被吸烟者吸入肺组织，其中的有害物质（如焦油、丙烯醛等）就会进入血液循环，最后还要经过肾脏的过滤代谢，给肾脏带来伤害。

会加重肾病患者的高血压

高血压是肾病的"难兄难弟"，很多肾病患者自身就处于血压较高的状态，而吸烟能够促使血管收缩，进一步升高血压，这样，对肾脏的损伤就更大了；高血压会诱发心血管方面的疾病，这也间接损伤了肾脏。

会导致肾脏缺血

肾病患者的肾脏与健康人群的相比，是有所损伤的、脆弱的，烟草里大量的尼古丁可能会引起肾小球缺血，肾脏的血流不足，其供应无法支持肾脏，从而造成进一步的伤害。

会造成肾脏缺氧

烟草中的一氧化碳会抢在氧气前面，与血液里的红细胞结合，使血液中的一氧化碳比例加大，甚至可达到 15%，而健康人群血液中的一氧化碳含量在 1% 以下，这种悬殊的差别更容易使吸烟者的肾脏出现缺氧症状，而对于肾病患者，更是不利。

会给肾病患者带来更高的蛋白尿风险

已有研究表明，吸烟者比非吸烟者出现蛋白尿的风险高出数倍，对于本身就存在蛋白尿症状的肾病患者，吸烟无疑会加重蛋白尿，让病情加剧。

会影响肾病患者的药物治疗效果

吸烟会对肝脏中的代谢酶系统产生影响，加快或减慢药物的代谢过程，降低血液中药物的有效浓度，影响治疗效果，而烟草中的尼古丁释放的抗利尿激素会使肾病患者的尿液减少，导致代谢物不能及时排出，毒素聚积，从而损伤肾脏。

会增加肾病患者的患癌风险

吸烟者患肿瘤的风险比非吸烟者高 10 倍。吸烟对身体器官造成的损害对肾病患者而言更加危险，尤其是中晚期透析患者，更是会大大增加患癌风险。

总之，医生反对肾病患者吸烟是有道理的，这是从患者的身体健康角度来考虑的。有些患者总是控制不住去吸烟，这对于肾病的治疗是很不利的。

八、熬夜伤肾，如何改善睡眠？

"早睡早起身体好"是我们在孩童时代就被灌输的观念，随着年龄的增长，在工作、学习、生活等外在因素以及自身原因的影响下，"熬夜"一词越来越频繁地出现在生活中。一些人把"熬夜"戏称为"修仙"，意为熬夜能使"法力大增"，真的是这样吗？

熬夜的危害

熬夜不仅不会使"法力大增"，相反，熬夜会使人变丑、肥胖，甚至诱发各种疾病，这是经过科学验证的。"熬夜伤肾"，长期熬夜会给肾脏带来损害。研究表明，睡眠时间越短的人群，越容易出现蛋白尿。而患肾病的人群，睡眠时间越短，病情越容易发展为尿毒症。

还需要强调的是，不要想着通过补觉来弥补"熬夜"。西医有"生物钟"的概念，中医讲究"天人合一"，夜间为静，日间为动，所以晚上熬夜而白天补觉的做法与大自然的规律相悖。不同时间睡觉对身体的调节作用是不一样的，白天补觉无法达到夜间睡眠的效果。所以对肾病患者来说，要护好"肾"，从每晚的安然入睡开始。

充足的睡眠时间

改善睡眠首先要从保证充足的睡眠时间开始。研究数据表明，每天保持 7 ~ 8 h 的睡眠时间是最健康的。不同人群可以根据自身条件在此基础上调整，例如婴幼儿因为生长需要，睡眠时间可以达 12 h 以上，老年人群新陈代谢慢，可以适当地减少睡眠时间。高质量的睡眠能够给人带来充沛的精力、清醒的头脑以及愉悦的心情，对身心都非常有利。

良好的睡眠习惯

改善睡眠，要从养成良好的睡眠习惯做起。电子产品的发展也是造成睡眠问题的一大"元凶"。不管是吃饭还是睡觉，很多人已经离不开手机，即使已经躺在床上，关了灯，大部分人依然是在"玩手机"而不是睡觉，睡意会被手机的吸引力驱赶，越玩越精神，渐渐地"熬夜"就变成"通宵"了。因此，在睡前 1 h 远离手机，不要做剧烈的运动，不要娱乐过度而导致太兴奋，不要吃得太饱，不要喝咖啡、可乐、茶等含咖啡因的饮品，保持身心平静，这样更有利于入睡，从而提高睡眠质量。

固定的睡觉时间

改善睡眠，要固定睡觉时间。有些习惯熬夜的人，即使没事可做也不会去睡觉，形成了"晚睡拖延症"。因此固定的睡觉时间也是很重要的，按时起床，不要拖延也不要赖床，建立一个规律、健康的生物钟，并持之以恒，才能更好地保证睡眠时间和质量。

创造良好的睡眠环境

改善睡眠，要创造良好的睡眠环境。一个好的睡眠环境更有利于入睡，如卧室里保持黑暗无光、适宜的温度、没有噪声打扰、舒适的床铺等都是良好睡眠环境的必备条件。

适宜的睡眠姿势

改善睡眠，要选择一个舒适的睡眠姿势和体位。中医说"睡如弓"，意思是睡觉时身体侧卧弯曲似"弓"的姿势，所以，一般睡觉以右侧卧位为佳，这时心脏处于高位，血液循环顺畅，身体四肢肌肉处于放松的状态，有利于提高睡眠质量。仰卧位可能会因为熟睡时手不自觉地放在胸前，引起噩梦且呼吸不畅，肥胖的人群则较易引发睡眠呼吸暂停，通常表现为打鼾。

最后，如果尝试各种措施仍然无法改善睡眠问题，并且因睡眠问题而深陷于痛苦之中，可以寻求专业睡眠科医生或者精神科医生的帮助，通过一些行为干预或者中西药干预来改善睡眠，不要自行购买或服用促进睡眠的药物，以免损伤肾脏。

九、医生说不能剧烈运动，不是说不能运动

"医生，我最近每天跑完步，怎么感觉小便时尿液中的泡沫变多了？是不是不能跑步呀？"肾病患者真的不能跑步吗？肾病患者剧烈运动会使机体代谢加快，产生更多的代谢废物，进而加重肾脏负担。而长时间不运动，对肾脏也不好。因此，适当的运动方式和运动量，才是最有益于肾病患者的。

剧烈运动的危害

肾病患者病程较长，免疫力低下，体力较差，而剧烈运动会加快机体代谢，使机体代谢产物增多，一些代谢废物必须通过肾脏排出体外，使本已经受损的肾脏负担加重，严重时可能会加重病情。另外，太过剧烈的运动易造成身体缺水或肾脏局部缺血，也可能引起肾脏急性损伤。

不运动的危害

长时间不运动的人，其机体抵抗力会下降，更容易受到外界病邪的侵袭，从而增加感染性疾病的患病风险，而感染性疾病会加速肾病的进展。

同时，部分肾病患者会出现水肿，血管内大量液体渗出至周围组织，导致血容量降低，血液浓缩；部分患者（如肾病综合征患者）长期使用激素，导致血液变得黏稠，更容易形成血栓；长时间不运动，会使机体血液循环速度降低，加速血栓的形成，从而引发一系列的病变。

另外，长时间不运动还会使肠蠕动减慢，大便长时间滞留在大肠内，造成便秘，进而使肠内毒素随水分吸收入血的量增多，升高机体代谢毒素水平，从而加重肾脏负担。

如何运动？

确诊为肾病以后，对于运动的时机及地点、方式、频率等的选择都应该谨慎，既要达到运动的效果，也要避免加重病情。

1. 运动的时机及地点

一般而言，在肾脏病的急性期以及慢性肾炎急性发作期，患者应以休息为主，尽量不要运动，以免加重病情。大约需要持续 3 个月，具体可根据患者的身体情况而定。而过了急性期，就提倡运动了。

具体的运动时间，可以选择清晨，也可以选择傍晚。从降低心脑血管意外事件发生率的角度考虑，选择傍晚会比较好，因为清晨人体从卧床的休息状态突然进入运动的状态，可能引起心脑血管的不适应。

地点的选择上，应避免在风口、阴凉处运动，应尽量选择在有新鲜空气、安静、有阳光的环境下运动，如公园、小区花园等。

2. 运动方式

建议尽量选择有氧运动，如散步、打太极拳、慢跑、做广播体操、游泳等较为缓和的、耗能较少的运动；应该避免长跑、球类运动等剧烈运动，以免加重病情。

3. 运动的强度和频率

我们通常以运动后的心率水平来衡量运动强度。一般来说，适宜的运动强度可以用"180 - 年龄"来确定，比如60岁的患者，运动后每分钟心率最好控制在120次左右。当然，运动强度也应根据自身耐受程度来定，以不疲劳为度；并且应定期复查尿常规情况，若发现运动后尿检异常加重，应减少运动量。

更重要的是，短时间内的运动难以达到满意的效果，因此应长期坚持运动，一般可以每周运动3 ~ 4次，具体根据肾病患者自身的病情及体能而定。只有持之以恒、循序渐进、坚持不懈，才可能恢复和增强肌肉的张力，使关节、韧带的活动范围增大，改善心肺功能，缓解代谢失调，增强机体免疫力，提高抗病能力，有利于肾病的康复。

十、适合肾病患者的中国传统运动有哪些？

肾病患者适合做缓慢、轻柔的有氧运动，在中国传统运动中，首推太极拳和八段锦。

太极拳

太极拳是综合《易经》阴阳之理、中医经络学、导引术和吐纳术创立的一套有阴阳性质、符合人体结构和大自然运转规律的拳术，具有疏通经络、调整呼吸、平衡阴阳、强身健体的功效。

太极拳主要是通过腰脊部运动和呼吸的调节达到锻炼的目的。首先，在运动时应把注意力集中于腰部，再通过腰部的扭转、浮沉运动，加强肾部的血液运动；运动后消化功能增强，代谢能力旺盛，后天之精得以补充，进而补充了先天之精。而对于呼吸的调节，太极拳讲究"调息绵绵，气沉丹田"，因此，太极拳对气的蓄养训练就是对"肾主纳气"的锻炼，当气沉丹田时，肾部血流加快，有利于肾对水液的调节；另外，肾的吐故纳新，化为后天之本充实肾精，起到顾护肾精的作用。

太极拳动作舒缓，动静结合，精神和形体同一，运动后对于肾病的康复是非常有利的，只是需要花一定的时间进行学习。

八段锦

八段锦是一种传统的中医导引运动，由八种肢体动作组成，通过调节全身经络，增强脾胃功能，补肾固精，强筋健骨，祛湿泄浊，既符合中医治疗慢性肾脏病的治则治法，也符合西医有氧运动疗法的原则，所以很适合肾病患者。

而且，八段锦只有八个动作，学起来非常容易，跟着视频做几遍，一般就可以掌握了。

十一、如何正确测量血压？

高血压与肾病密切相关，控制好血压非常重要。肾病患者正确的家庭血压监测可以让临床医生更准确、及时地调整降压方案。那么在日常生活中，肾病患者测量血压有哪些需要注意的地方呢？

选择血压计

日常生活中常用的血压计有电子血压计和水银柱式血压计。电子血压计携带方便、操作简单，是多数家庭进行血压监测的首选。按照测量部位可进一步细分为手腕式血压计和手臂式血压计。对于部分四肢微循环不佳的患者，手腕式血压计可能存在一定误差，因此更推荐手臂式血压计。

注意要点

（1）测量前 30 min 禁止吸烟、饮用咖啡，安静休息 5 min 后开始测量。

（2）取坐位或卧位均可，肘部与心脏处于同一水平，并与血压计也处于同一水平，以减少测量误差。

（3）测量血压时应处于安静的环境，保持平静，尽量不要说话。

（4）需要连续测量血压时，应松开臂带，使手臂休息 3 min 后再进行测量。

（5）每天至少清晨测量一次，也可以在中午 12 点左右、晚上 7 点左右各多测量一次，有自觉头晕等不适症状时可多测量几次。

测量步骤

（1）仅穿薄衣或裸露一侧手臂，充分暴露测量部位。

（2）捆绑臂带，位置以臂带下缘距离肘关节 2 cm 左右为宜，松紧度以能放入 1 根手指为宜。

（3）按下血压测量键，保持身体不动，不说话。

（4）显示结果后，做好血压记录日志，方便复诊时医生评估整体血压波动情况。

（5）仪器自动或手动关机，测量血压完成。

十二、如何正确测量血糖？

很多慢性肾脏病患者伴有血糖异常，所以血糖控制也是很重要的，有血糖异常情况的肾病患者需要学会居家自我监测血糖。

多久测一次血糖？

每位肾病患者的病情不同，具体的测量频率要谨遵专科医生制定的方案。一般刚开始发现血糖异常、刚开始服用降糖药、换新的降糖药时需要较高频率地测量，甚至天天测量。血糖稳定以后则可以适当降低频率，但切忌完全不测量。常见的血糖测量方案有：

（1）简易血糖监测 = 早餐前 + 睡前 + 必要时，适用于血糖控制稳定的患者。

（2）常用血糖监测 = 早餐前 + 三餐后 2 h+ 睡前，适用于血糖控制较好但糖化血红蛋白尚未达标的患者。

（3）强化血糖监测 = 三餐前 + 三餐后 2 h+ 睡前，适用于需要住院治疗的、血糖控制欠佳而需要调整降糖方案的患者。

怎么测量血糖？

由于指尖较身体其他部位血糖变化更为迅速，家庭血糖监测多采用指尖血糖监测的方法：

（1）用消毒液消毒指尖，稍等片刻待消毒液风干，以防血液浓度被稀释。

（2）用采血针刺破皮肤，向试纸上滴一滴血。

（3）将试纸插入血糖仪中，读取血糖仪测量值即可。

注意要点

（1）甩手动作可促进血液回流到指尖，更易采血。

（2）建议每 3 个月使用配置的校正液进行血糖仪校正，提高仪器测量准确性。

（3）贫血状态、海拔变化、天气等因素可能会影响血糖测量结果。

十三、慢性肾脏病患者如何做好皮肤护理？

皮肤是人体重要的保护屏障，覆盖全身，使体内各组织和器官免受物理性、化学性和病原微生物性侵袭。慢性肾脏病患者于病程中常常会出现皮肤瘙痒、干燥及全身水肿等症状，若不做好皮肤护理，可能会出现皮肤感染等问题。

皮肤干燥患者

（1）沐浴后可涂抹润肤剂（如润肤油、维生素 E 乳膏等）缓解皮肤的干燥，并建议使用中性肥皂及沐浴乳。

（2）保持床铺整洁无皱褶，注意皮肤清洁，衣裤要柔软、宽松、舒适，以防止皮肤损伤。

水肿患者

（1）每日用温水擦浴，避免使用刺激性清洁用品，擦洗时不要用力，防止损伤皮肤，擦干后对易受压部位（如腰骶部、臀部及水肿的会阴处）擦涂滑石粉或爽身粉，以保持皮肤干燥，同时勤换浸湿的衣物及被褥，勤翻身，并按摩受压部位，预防褥疮。

（2）患者水肿部位感觉迟钝，对冷、热、痛等刺激不敏感，末梢循环差，如果冬天局部皮肤温度较低，可使用热水袋保温，应注意用棉布或毛巾包裹，经常更换位置，并查看局部有无变红，以免皮肤被烫伤。

（3）肾性水肿患者因抵抗力低下，极易发生局部感染，继发疮疖，因此应保持个人卫生，勤剪指甲，不要抓挠皮肤，皮肤瘙痒时可用炉甘石洗剂涂擦止痒。

皮肤瘙痒症患者

（1）慢性肾脏病患者随着肾功能下降，血液中磷的水平会升高，这是导致皮肤瘙痒的主要原因，因此，需要限制高磷食物的摄入量，比如坚果类、粗粮，一些加工食品［如罐头、方便面和饮料（尤其是可乐）］添加了磷酸盐，尽量不要食用。

（2）必要时在医生的指导下口服降磷药物，如碳酸钙、醋酸钙、碳酸镧、司维拉姆等。

（3）情况严重的患者，经医生判断后，可以行甲状旁腺切除术，降低患者的血磷水平，使瘙痒症状好转。具体的手术适应证、禁忌证和手术方式需要听从医嘱，跟医生商量后决定。

（4）若为透析患者，可在医生的指导下增加透析剂量。

（5）可在医生的指导下使用中药沐浴或涂抹中药、西药止痒乳膏来缓解局部症状。

十四、肾病患者突然出现水肿怎么办？

肾病患者突然出现水肿，或者发现水肿在逐步加重，往往预示着肾病病情复发，这时要抓紧时间就医，及时判断病情，及时进行治疗，同时，还要注意以下几点。

遵医嘱认真治疗

出现水肿，可能是因为肾病本身病情的加重，也可能是由上呼吸道感染、口腔感染、肠道感染等感染因素诱发，或者是其他的因素导致。及时就医，认真遵医嘱治疗，才能够尽快消肿。

卧床休息

平卧可适当增加肾血流量，促进体内水分排出，轻度水肿者可以卧床休息与活动交替进行，活动量以患者不感到疲乏为度，严重水肿患者则需要尽量卧床休息，并抬高水肿肢体，以利于血液回流，减轻水肿。

防止水肿部位皮肤受损

水肿患者应穿宽松、柔软的棉制品衣物，勤换内衣物。保持床铺的平整、干燥，并经常翻身，避免骨突部位皮肤受压而形成褥疮。勤洗澡，每日冲洗会阴，保持皮肤黏膜清洁卫生，预防感染发生。高度水肿患者常合并皮肤破损甚至感染，可涂莫匹罗星软膏防治。部分男性患者合并阴囊高度水肿，可用棉垫托起，或在医生的指导下加用芒硝等外敷以消肿。

限制盐分的摄入

过多盐分摄入会导致体内的水分积聚，加重水肿。建议每日摄入 3 g 盐，包括调味品，如味精、鸡精、酱油等，尽量不吃含钠食物（如香肠、咸肉、罐头食品等）及喝饮料，当然，也要避免矫枉过正，一点盐都不吃也是不对的。

监测液体出入量和体重变化

坚持记录每日的液体出入量和体重，摄入水量一般等于前一天的尿量加 500 mL，尽量保持每天的液体出量大于入量，体重以每天下降 0.5 ～ 1 kg 为宜。

十五、肾病患者如何预防和治疗感冒？

很多肾病患者发现自从得了肾病，比之前更容易感冒。每次感冒后，如果得不到有效的控制，会导致免疫复合物在肾脏蓄积，蛋白尿就容易加重、反复，也可能进一步损伤肾功能。

病因

肾病患者由于机体免疫功能紊乱，自身抵抗力减退，再加上可能服用激素或其他免疫抑制剂等，成为"易感人群"，容易感染细菌、病毒等。

预防

在日常生活的调理中，肾病患者除了要采取保暖、避免过度劳累等预防感冒的措施之外，还应注意顾护肾气。一方面，需要注意日常饮食起居，如避免熬夜、房事适度、忌食生冷、适当运动等；另一方面，还可以通过中医药的方法来调理体质。中医说"正气存内，邪不可干"，就是说通过调理后体内正气充足，就不容易感冒了。另外，还可通过按摩或艾灸肾俞穴、关元穴等穴位调理肾气。

治疗

感冒后，在药物选择上，应避开对肾脏有损伤的药物，包括一些解热镇痛类的药物。可适当选择一些对肾脏影响小的西药、中药或者中成药，在医生的指导下使用。

十六、与肾结石相关的三个常见坏习惯

不论是正常人群的肾结石预防，还是目前有肾结石的患者，或者是肾结石治愈的人群，都要尽量避免下列坏习惯。

草酸摄入太多

经常大量食用菠菜、豆类、葡萄、可可、橘子等草酸含量比较高的食物，容易造成体内的草酸堆积，而草酸钙就是肾结石的常见成分。

嘌呤摄入太多

经常食用动物内脏、海产品、老火汤等含有较多嘌呤成分的食物，嘌呤代谢的最终产物就是尿酸，尿酸在尿中沉积容易形成尿酸结石。

脂肪摄入太多

过多食用各种肉类，体内就容易堆积脂肪，脂肪太多会导致肠道中的可结合的钙减少，钙在肾脏中沉积，从而形成结石。

所以，为了防治肾结石，平时一定要多喝水、多排尿、多运动，除此之外，还应该避免草酸、嘌呤、脂肪摄入过多。

十七、有慢性肾脏病，能怀孕吗？

很多育龄期的女性慢性肾脏病患者常常因为不确定自己能否怀孕、不知道什么时候怀孕最好而烦恼。可以明确的是，大部分肾病不传染，且大部分的肾病不是遗传病。因此，很多肾病患者都是可以怀孕的，当然，出于对病情影响的考虑，和正常人相比，肾病患者要怀孕，还是谨慎为好。

妊娠对肾脏的影响

妊娠期间，准妈妈的血液会变得黏稠且容易凝固，也就是我们所说的高凝状态，这时，血液在流经肾脏进行滤过的时候，容易发生纤维蛋白沉积。打个比方，带着大量泥沙和腐蚀性物质的水经过水管的时候，不仅容易在水管壁留下垃圾，也容易腐蚀损害水管周围的结构。另外，妊娠期间，母体本身和胎儿的代谢废物都要靠母体的肾脏来排泄，所以肾脏会承受很大的压力。因此，妊娠可能会加重肾脏病变，甚至损伤肾功能，使病情进一步恶化。可能出现的不良结局包括原有肾脏损害加重、发生急性肾损伤和妊娠相关肾脏病、蛋白尿增加、肾功能加速受损等。

肾病对妊娠的影响

肾病对妊娠的影响取决于肾脏病变的程度。如果病情轻微，肾功能良好，则往往对妊娠没什么影响。如在妊娠前或妊娠中合并高血压，则危险性大大增加，发生流产、死胎的概率也随之增加。而肾病患者的胎盘表面容易沉积纤维素样物质，相当于将母体向胎儿输送营养的通道堵塞了，这样就容易影响胎儿发育。

另外，肾病治疗过程中使用的一些药物，比如沙坦类或普利类降压药等，可能有导致胎儿畸形的风险，需要在备孕时提前停掉或用其他药物替代。

怎样判断能不能怀孕？

女性肾病患者准备怀孕，一般要满足下面几个条件。

（1）仅有少量蛋白尿，控制在 1 g/d 以下，无高血压或者经服用药物后血压得到很好的控制，无肾功能减退或者仅有轻微的肾功能减退，肾脏病理改变类型较轻，临床症状不明显且相对稳定。

（2）妊娠前未使用过影响生殖的免疫抑制药，或已经停用可能会影响胎儿的免疫抑制药、沙坦类或普利类降压药一段时间者，可以考虑妊娠。

（3）怀孕后，应在医生的指导下密切随访，定期测量血压，检查尿常规、肾功能以及胎儿的情况，尽可能减少各种感染，并避免服用对肾脏有影响的药物。如果在怀孕过程中出现尿蛋白大量增加、血压明显升高、肾功能明显减退等现象，且经休息以及保守治疗无效后，应及时终止妊娠。

（4）妊娠对肾病的影响不仅限于产前，还包括产后，有些患者在整个孕期病情都很稳定，却在产后由于劳累等因素使病情加重，所以肾病患者产后 1 ~ 2 年也要继续密切随访，留意病情变化。

总之，如果在孕前就已经被诊断为肾脏病，则孕前应进行相对全面的检查，请产科及内科医生评估肾脏功能和全身状况，了解是否能够耐受妊娠。怀孕对于任何一个女性而言，都是有风险的，肾病患者的风险更大。因此，建议女性肾病患者在备孕前征求专业肾内科医生的意见，做好充分的准备。

十八、慢性肾脏病患者孕前需做的准备

"医生，我想备孕，需要注意什么呢？"这是很多准备怀孕的女性肾病患者会问的问题。为使慢性肾脏病孕妇及胎儿获得更好的结局，需要多学科共同支持，加强慢性肾脏病患者的妊娠管理，患者自身则需要注意下面这些问题。

适时避孕

所有女性慢性肾脏病患者在疾病缓解前均要严格避孕。最推荐的避孕方式是工具避孕，等所有准备工作都做好后，确定进入备孕期，才可取消避孕措施。

生育能力

肾脏疾病本身和治疗药物都有可能影响患者的生育能力。肾功能损害加重，体内激素水平异常，不孕率会增加；药物不良反应、疲劳、抑郁情绪等有可能导致性功能障碍，生育能力下降。例如，环磷酰胺可直接造成卵巢损伤，口服给药较静脉给药对闭经的影响更持久，所以当有备孕的需求时，需要谨慎使用，并注意剂量和疗程。

辅助生殖技术可增加女性慢性肾脏病患者妊娠的可能性，必要时可以咨询专科医生。

疾病优化管理

任何活动性肾脏疾病都有可能导致不良妊娠结局，还有一些药物会影响妊娠或是影响胎儿。推荐在尝试受孕前3～6个月开始和肾内科医生商量，替代或者停用一些可能对妊娠或对胎儿有影响的药物，同时维持病情的稳定，并按产科医生的建议开始适当补充维生素等辅助药物。患者仍需充分认识妊娠的风险，做好心理建设。

十九、肾脏病患者孕期需注意什么？

怀孕是一件幸福的事情，患有肾病的准妈妈在这个时期应该注意些什么才能不让怀孕变成"负担"呢？

第一，妊娠期需要在肾内科和产科医师的合作下密切随访，以确保肾病或产科并发症发生时能够及时发现。肾内科至少每4周随访1次，根据肾脏病的严重程度和进展速度，可以增加监测频率，并根据专科医生意见调整相关药物的剂量。

一般认为，妊娠期可安全使用的免疫抑制剂包括糖皮质激素、羟氯喹、硫唑嘌呤等，一般不使用环磷酰胺、吗替麦考酚酯、来氟米特和甲氨蝶呤，建议提前停用或替换，而利妥昔单抗作为妊娠早期治疗的最后手段，仅在必要时才考虑使用。当然，临床上实际情况往往会比较复杂，最后选择使用哪些药物，还是得听从主诊医师的最终决定。

第二，应按产科医师的要求定期到产科随访，评估胎儿生长发育情况，记录生物物理学评分，评估胎盘功能等。

第三，孕期需要随时监测血压，建议家庭自测血压并记录，目标血压为高压 130 ~ 140 mmHg、低压 80 ~ 90 mmHg，如果血压偏高而确需服药，降压药的使用也要遵从医嘱。

同时要注意定期复查肾功能（包括血肌酐、尿素、尿酸等）、24 小时尿蛋白定量、尿常规等，至少每月检测 1 次。狼疮性肾炎、血管炎性肾炎等免疫性肾病的患者，还要注意监测相关的免疫学指标。当然，还有其他常规孕期需要检查的项目，如血糖、肝功能、血常规、营养指标（包括铁、叶酸、维生素 D、维生素 B_{12}、白蛋白和总蛋白）等。

二十、慢性肾脏病患者能哺乳吗？

现在都提倡"母乳喂养"，母乳喂养不仅有助于母亲的产后恢复，也有助于宝宝的健康成长。对于伴有肾病的妈妈来说，她们最关心的莫过于能否母乳喂养，以及哺乳期间服用激素或其他免疫抑制剂、降压药物是否会影响宝宝生长发育。

肾病患者产后通常需要进行专科管理，监测肾脏疾病的情况，监测血压、尿常规和肾功能等；血栓高危患者，必要时应继续预防血栓至产后 6 周；家属应在心理上给予情感支持，以防出现产后抑郁症等。

所以，肾脏病产后护理是鼓励母乳喂养的，鼓励慢性肾脏病母亲尽可能不服药，或者维持最小剂量的妊娠期安全药物，并进行母乳喂养。

如果肾病患者病情不稳定，需要加强药物治疗，那么一般就不建议母乳喂养。总之，具体病情具体分析，在有条件的情况下，鼓励母乳喂养，但在病情不允许的情况下，则要以治疗肾病、维持好病情为首要任务。

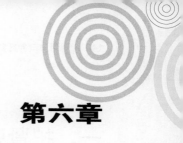

第六章

中医理疗养肾

　　我们为肾病患者量身定制了一套保健操——健肾拍打操。健肾拍打操是用手掌拍打全身各个部位，以刺激全身不同穴位，达到调理脏腑、防病治病的效果。

一、护肾强身，健肾拍打操

肾病患者需要有适当的运动量，但是，太剧烈的运动又不适合，所以，我们为肾病患者量身定制了一套保健操——健肾拍打操。健肾拍打操是用手掌拍打全身各个部位，以刺激全身不同穴位，达到调理脏腑、防病治病的效果。

健肾拍打操的作用

健肾拍打操可以调理全身气血功能，调动机体抗病能力，起到保护肾脏、预防肾脏疾病的作用。

健肾拍打操的操作方法

健肾拍打操总共分为三套动作，分解如下：

1. 第一套：双掌摩腰法

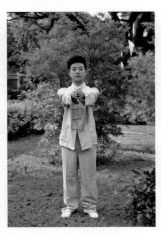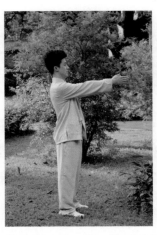

①自然站直，掌心相对（正）　　　　②自然站直，掌心相对（侧）

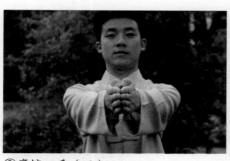

③摩擦双手（正）

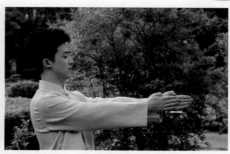

④摩擦双手（侧）

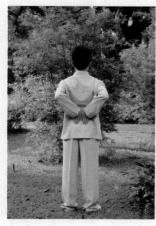

⑤双掌置于
肾俞穴

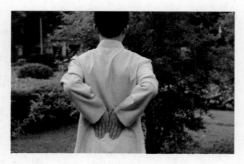

⑥双掌以肾俞穴为中心上下摩擦

2. 第二套：十二经脉循行部位拍打法

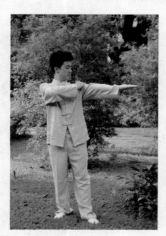

①左脚前迈半步，伸左手，掌心向上

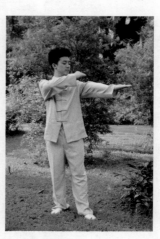

②右手呈空杯状

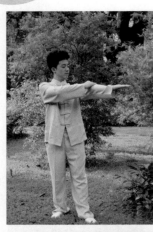
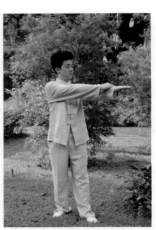

③自肩部拍打手内侧至手腕　④自肩部拍打手内侧至手腕

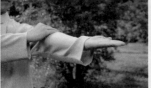

⑤掌心向上拍打手内侧

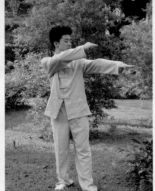
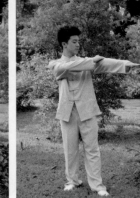

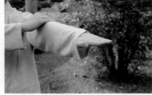

⑥掌心向下拍打手外侧　⑦自手腕拍打手外侧至肩部　⑧自手腕拍打手外侧至肩部

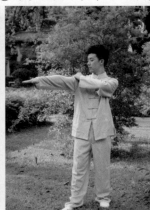
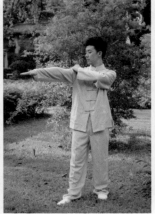
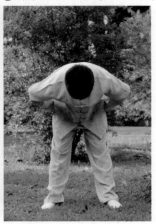

⑨拍打右侧手三阴经脉　⑩拍打右侧手三阳经脉　⑪双手置于腰骶部（正）

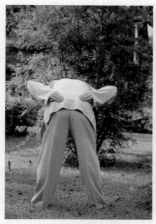
⑫双手置于腰骶部（背）

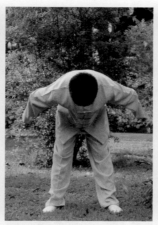
⑬自腰骶部向下拍打下肢外侧

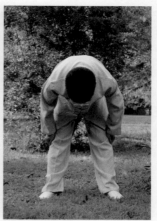
⑭自腰骶部向下拍打下肢外侧

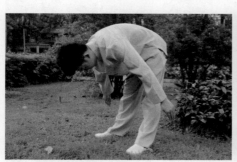
⑮拍打下肢外侧足三阳经

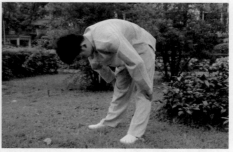
⑯拍打下肢外侧足三阳经

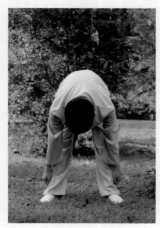

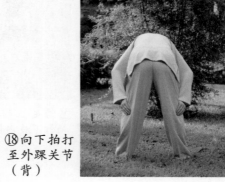
⑰向下拍打至外踝关节（正）　⑱向下拍打至外踝关节（背）

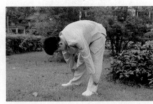

⑲拍打外踝关节外侧

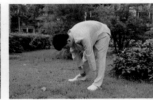

⑳拍打踝关节内侧

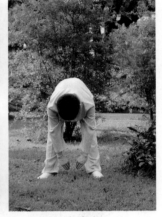

㉓拍打踝关节内侧

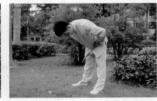

㉑沿足三阴经方向向上拍打下肢内侧

㉒向上拍打下肢内侧至腹股沟

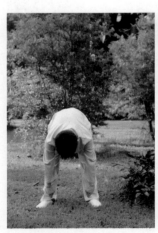

㉔拍打踝关节内侧

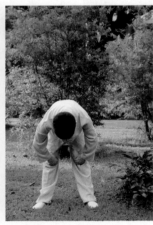

㉕沿足三阴经方向向上拍打下肢内侧

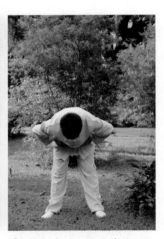

㉖向上拍打下肢内侧至腹股沟

3. 第三套：甩手拍打法

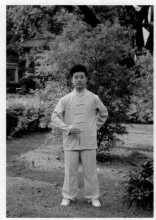

①右手顺势前甩，左手顺势后甩

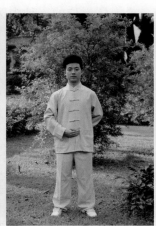

②右手拍打关元穴

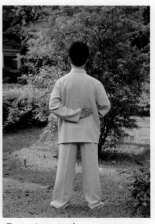

③左手拍打命门及对侧肾俞、腰眼穴

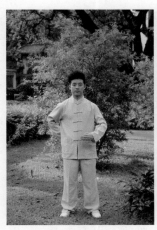

④左手顺势前甩，右手顺势后甩

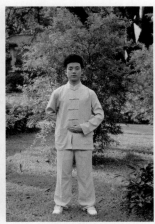

⑤左手拍打关元穴

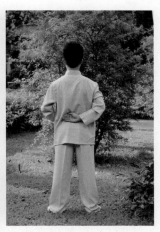

⑥右手拍打命门及对侧肾俞、腰眼穴

二、肾病虚寒，艾灸来帮忙

艾灸是指用点燃的艾条熏人体穴位的一种中医特色疗法，对于有腰膝酸软、形寒肢冷等症状的肾病患者有保健治病作用。

如何使用艾灸？

第一步：准备好艾条、点火器具、灭火器具。

第二步：充分点燃艾条。

第三步：用点燃的艾条灸足三里穴、气海穴、关元穴等穴位，每次 15 ~ 20 min，每日 1 ~ 2 次，1 周为 1 个疗程。

①足三里穴取穴：下肢用力蹬直时，膝盖外侧下方有一凹陷（犊鼻穴），自此凹陷直下 4 横指，按压有酸胀感处即为足三里穴。

②气海穴取穴：自肚脐沿下腹部前正中线直下 2 横指处即为气海穴。

③关元穴取穴：自气海穴直下 2 横指处即为关元穴。

注意事项

（1）大血管、皮肤感染、溃疡、瘢痕处，孕妇及有出血倾向者不宜施灸。

（2）空腹或餐后 1 h 左右不宜施灸。

（3）施灸时，应防止艾灰脱落而烧伤皮肤或烧着衣物。

（4）注意观察皮肤情况，对糖尿病、肢体麻木及感觉迟钝的患者，尤其应注意防止烧伤。

（5）局部出现小水疱，无须处理，皮肤会自行吸收；水疱较大，可以用无菌注射器抽吸疱液，然后用无菌纱布覆盖。

（6）近期腹部手术未拆线或伤口愈合不良者慎用。

三、穴位按摩，帮你良好控压

　　穴位按摩是运用手法作用于人体体表的特定部位或穴位，从而达到防病治病、保健强身目的的一种操作。穴位按摩手法渗透力强，可以放松肌肉，解除疲劳，具有调节人体免疫功能、疏通气血、调和阴阳等作用，对慢性肾脏病的康复有多种作用。

　　下面以辅助降压为例，介绍按摩太冲穴的方法。

穴位按摩的操作方法

　　第一步：选穴。太冲穴位于足背侧，第一、第二跖骨接合部之前的凹陷处。

　　第二步：按压。注意按压的力度和速度要一致，不要忽轻忽重，要轻柔缓和，以能承受、感觉舒适为宜。每天按压 1 次，每次按压 10 min。

什么情况下不能做？

　　(1) 按摩部位位于严重烧伤、烫伤、皮肤破损及瘢痕等部位。

　　(2) 患有各种急性传染病。

　　(3) 妇女处于月经期。

　　(4) 孕妇。

四、利水消肿，中药沐足有疗效

中药沐足是指将中药煎汤后置于沐足器中直接作用于双足，并不断按摩足趾、足心，对之加以刺激的一种治疗方法。通过选用温经活血通络的中药进行足部浸泡，并刺激足部穴位，以增强血脉运行，调理脏腑，舒经通络，增强新陈代谢，达到促进局部水肿消除和调理全身脏腑的目的。

中药沐足怎么做？

第一步：备好用物，如沐足器、水温计、38 ～ 40 ℃的温水 2 000 mL+中药免煎颗粒（或中药煎剂 2 000 mL）、毛巾等。

第二步：将中药免煎颗粒溶于 38 ～ 40 ℃的温水中（或者待中药煎剂的温度降至 38 ～ 40 ℃后倒入沐足器内）。

第三步：双足浸入沐足器中，足底置于按摩器上，双足底来回摩擦，时间为 20 ～ 30 min，每日 1 次。如果没有按摩器，可用双手辅助按摩脚底。

第四步：沐足结束，收拾好物品。

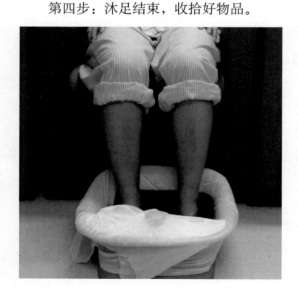

注意事项

（1）烧伤、烫伤、脓疱疮、糖尿病足、皮肤病患者不宜沐足。

（2）饭后不宜立即沐足，以免影响消化。

五、排清毒素一身轻，结肠透析显神通

结肠透析是指将中药汤剂自肛门灌入直肠至结肠的治疗方法。中药灌入后，可以较长时间地停留在肠道内，能较好地调整水、电解质和酸碱平衡，同时使从结肠黏膜析出的毒素及时排出体外，清除机体内的有毒物质，从而达到治疗的目的，肾功能衰竭患者尤为适用。

结肠透析怎么做？

第一步：备好用物，如灌入器、中药灌肠液（由医生开具）、温开水（39 ~ 42 ℃）、手套、垫巾、润滑剂、棉签、纱块、卫生纸、大便盆（必要时）等。

第二步：将药物配好，加入灌入器中。

第三步：戴手套，铺垫巾，左侧卧位暴露肛门，润滑灌入器的肛管后分开臀部，插入肛门 15 ~ 20 cm，缓慢注入药物，完毕后拔管并清洁肛门。

第四步：保留 0.5 ~ 1 h 后，拉出大便及灌肠液。

以下人群不能做结肠透析

（1）使用人工肛门的患者。

（2）严重内痔、肛管黏膜炎症、水肿及有活动性出血的患者。

（3）肛门、结肠、直肠手术后患者。

（4）肠穿孔、肠坏死、腹膜炎、急性肠炎患者。

（5）孕妇。

（6）严重高血压、心力衰竭、严重肝腹水的患者。

（7）不适于结肠透析体位及要求的患者。

注意：结肠透析具有一定的专业要求，需由专业人员操作或经专业人员指导后方可自行操作。

六、动静脉内瘘维护，中药沐手好帮手

中药沐手是指将中药煎汤，趁热在治疗部位熏蒸、淋洗或浸浴的一种治疗方法。通过选用具有活血行气、温通经脉、消肿止痛等功效的中药进行熏洗，可以改善造瘘血管的条件，使腕部血管扩张，血流加速。术前沐手可以提高手术成功率，术后沐手则有利于减少内瘘早期血栓的形成，缩短内瘘成熟时间。

中药沐手的操作方法

第一步：备好用物，如沐手器、水温计、38 ~ 42 ℃的温水 2 000 mL+ 中药免煎颗粒（或中药煎剂 2 000 mL）、毛巾等。

第二步：将中药免煎颗粒溶于 2 000 mL 温水中或将 2 000 mL 中药煎剂倒入沐手器内。

第三步：双手浸入沐手器中，时间为 20 ~ 30 min，每日 1 次。

第四步：沐手结束，收拾好物品。

什么情况下不能做？

治疗部位皮肤破溃不宜沐手。

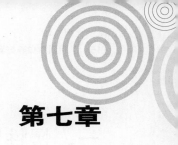

第七章

中药治疗肾病的
优势和特色

慢性肾脏病患者能够长期服用中药，不过，还有一些
知识点需要关注。

一、慢性肾脏病患者能长期服用中药吗？

慢性肾脏病是一种需要长期治疗的慢性病，那么治疗肾病的中药也能长期服用吗？答案是肯定的，慢性肾脏病患者能够长期服用中药，不过，还有一些知识点需要关注。

中药在治疗慢性肾脏病方面的优势

（1）降低尿蛋白。中医通过辨证用药，补气活血，健脾益肾，祛湿化浊，能够有效地降低尿蛋白。

（2）降低复发率。使用激素或其他免疫抑制剂后，在减药过程中或停药后，部分患者可能会出现蛋白尿的反复，而中药能够有效地降低复发率。

（3）减轻激素或其他免疫抑制剂的副作用。很多患者服用激素或其他免疫抑制剂后，会出现口干口苦、痤疮、心烦、失眠、多食易饥、手脚心出汗、夜尿多等症状，中药能滋阴清热、健脾补肾，有可能减轻这些副作用。

（4）延缓肾功能衰竭的进展。有越来越多的研究表明，中医药在延缓慢性肾脏病患者肾功能衰竭进展方面是有比较明确的作用的。

避免长期服用含肾毒性成分的中药

研究表明，部分中药含有一定的肾毒性成分，患者长期过量服用可能会对肾脏造成损害。肾毒性的主要表现包括急性肾损伤、慢性肾损伤、横纹肌溶解、肾结石、尿路上皮癌等。我们总结了目前研究发现的可能含有肾毒性成分的中药，具体见表2。

表 2　可能含肾毒性成分的中药

类型	中药			
含马兜铃酸	马兜铃	青木香	广防己 / 防己	关木通
	朱砂莲	寻骨风	威灵仙	细辛
含生物碱	雷公藤	蜡梅根	粉防己	北豆根
	马钱子	木藜芦	乌头	千里光
	附子			
含其他成分	巴豆	决明子	番泻叶	大黄
	狼毒	泽泻	八角莲	鸦胆子
	补骨脂	栀子	商陆	苍耳子

　　要注意的是，并不是服用以上中药就一定会发生肾损害，它和服用剂量、服用时间密切相关，所以建议患者在专业医生的指导下正确服用中药，这样才可以避免肾毒性等不良反应。

容易得高钾血症的患者应定期监测血钾情况

　　肾功能衰竭的患者容易得高钾血症。有些中药含钾量会比较高，所以这部分患者服用中药之后，应定期监测血钾，在医生的指导下正确服用中药。

　　有研究表明，全草、花、叶子入药的中药含钾量比较高，而根茎类、矿物类的中药含钾量较低。

要求严格控制液体摄入量的患者应浓煎中药，控制液体摄入

　　煎煮中药时一般要煎煮至 200 ~ 400 mL，对于部分需要严格控制液体

摄入量的患者来说容易造成液体摄入过多，那么这时可以暂停中药，或者将中药浓煎至 100 ~ 150 mL。

常见的需要严格控制液体摄入量的患者包括肾病综合征严重水肿、慢性肾脏病合并心衰、血液透析及腹膜透析的患者。这部分患者服用中药应尽量浓煎，避免液体摄入量过多而造成不良后果。

总之，慢性肾脏病患者可以长期服用中药，但要在专科医生指导下正确服用中药，同时要因人而异，个体化治疗，避免出现不良反应。

二、关于马兜铃酸肾病，这些你需要知道

马兜铃酸肾病是一类由马兜铃科植物（如关木通、广防己等）造成的急性或慢性肾小管间质疾病。其实我们只要正确认识马兜铃酸肾病，避免长期大量服用马兜铃科植物，就可以避免此类药物所致的肾小管损伤和肾功能衰竭。

马兜铃酸肾病的由来

1964 年，我国报道了 2 例患者因大量服用关木通而导致急性肾功能衰竭的病例。而最广为人知的，是 1993 年比利时学者在著名医学杂志《柳叶刀》上报道的患者在大量服用含有广防己的减肥中药后出现急性肾小管损伤。从那时起，马兜铃酸肾病逐渐被人们认识。

目前已发现含有马兜铃酸的中药有关木通、马兜铃、青木香、广防己、天仙藤、细辛等。含马兜铃酸的中成药和方剂有龙胆泻肝丸、冠心苏合丸、甘露消毒丸等。

马兜铃酸肾病的危害

医学上对于马兜铃酸肾病尤其是慢性马兜铃酸肾病，目前均无特效的治疗方法。急性马兜铃酸肾病经过治疗后，部分患者的肾功能可以恢复正常，但是严重的可能会转变为慢性马兜铃酸肾病，最终发展成肾功能衰竭。长期大量服用马兜铃酸药物还可能并发泌尿系统癌症。

马兜铃酸肾病重在预防

马兜铃酸肾病治疗措施有限，预后差，因此，本病重在预防。临床上使用中药的时候，只要避免使用含有马兜铃酸的中药就可以了。目前国家已经对含马兜铃酸的中药进行了比较严格的监控，很多含马兜铃酸成分的中药已经被调整或替换。

总之，对于慢性肾脏病患者来说，含马兜铃酸成分的中药是需要避免的。不过我们也要清楚地认识到，这类中药其实很少，绝大部分的中药是不含马兜铃酸成分的，大可不必因此而否定中医药在治疗肾病方面的作用。即使某味中药有这种成分，只要避免大量长期地服用，一般不会对肾脏造成影响。特别需要注意的是，对于一些成分不明的中药偏方要特别留意，尽量不服用或者服用时密切监测肾小管功能的变化。

三、怎样煎煮中药才是正确的？

许多肾病患者长期服用中药，却不知道中药的正确煎煮方法，这样无法保证中药的疗效，导致治疗效果欠佳。那么中药煎煮应注意哪些方面呢？

煎煮器具

煎煮器具最好是砂锅或陶瓷，它们都不易和中药发生化学反应，且传热较慢，适合中药的煎煮和保温。需特别注意的是，煎药不能用铁锅、铝锅、铜锅，它们都含有比较活泼的金属，会和部分中药成分发生化学反应，有时候还会产生有毒的化学成分。虽然目前市面上的不锈钢器具也可以使用，并且化学活动性较弱，但是它导热比较快，并不是最理想的器具。

中药浸泡

中药在煎煮之前一般要先加水浸泡，一般泡 0.5 ~ 1 h。浸泡时间太长，有些中药会变味，冬天浸泡时间可以稍长一点，夏天浸泡时间则应适当短一点。浸泡的作用是让植物药和动物药的组织吸水以后膨胀，有效成分更容易释放出来，浸泡后的水不要倒掉，要和药材一起倒入锅中煎煮，或者是一开始就直接在锅中浸泡。

煎药的用水和加水量

可以把中药放至瓦煲中，用筷子压住，加水没过中药 2 ~ 3 cm 即可，翻煎的时候可以少加一点水。一般来说，对于吸水量较多的中药（如叶子类中药）以及煎煮时间较长的中药，水可以没过中药 3 cm 以上。反之，吸水量少的、煎煮时间短的中药，煎煮时则可以少放一点水。

煎药火候

一般来说，对于治疗肾病的中药，煎药的火候应先大后小，也就是先武火后文火。先用大火把水烧开，再把火调到最小，保持锅里面的水在沸腾的状态即可。

煎药时间

一般水溶性较差或者滋补类的中药，可以煎煮至水开了以后，用小火维持沸腾 0.5 h，或者更长的时间。有特殊煎煮要求的药物，则按医生的嘱咐来做。

煎药次数

一般来说，一剂药可煎 2 次。最标准的做法是，将 2 次煎煮后的药水混合，再分成 2 ~ 3 次服用。

其他注意事项

中药煎煮好之后要及时分离过滤，防止一些中药有效成分溶解吸附在药渣里。煎煮好之后可以用纱布包裹药渣，用力挤压药渣，挤出药汁，充分利用中药药汁。

四、六味地黄丸能治疗慢性肾脏病吗？

电视上各种"补肾"的广告层出不穷，老百姓被不断"洗脑"，门诊时，经常会遇到患者问："医生，我能不能买那个 ×× 吃？我看广告上说可以补肾。"而被问得最多的，还要数"明星产品"——六味地黄丸了。

关于六味地黄丸的来源

"六味地黄丸"来源于东汉名医张仲景所著《金匮要略》中的"肾气丸"，是减去桂枝和附子变化而来的方剂。

六味地黄丸是否能治疗所有肾虚？

在很多人的印象中，只要出现了肾虚或自觉需要补肾，选择六味地黄丸准没错。其实这种观念是错误的，六味地黄丸的主要功效是滋补肝肾。因此只有被中医师辨证为肝肾阴虚证的患者才适合服用该药，肾阳虚患者并不适用。若存在脾虚湿盛等情况，服用六味地黄丸可能还会适得其反。所以六味地黄丸是有"补肾"作用的，但只是"补肾阴"。而慢性肾脏病是一个西医学的概念，与中医学的"肾虚"不同，所以肾虚并不是六味地黄丸的适应证。

六味地黄丸是否可以治疗慢性肾脏病？

因为六味地黄丸是中药，所以其临床上的运用是要根据中医学的理论来决定的，究竟能不能治疗慢性肾脏病取决于具体患者的中医证型。如果某位肾病患者的中医辨证刚好是肾阴虚，那么服用六味地黄丸可能会有一定的作用。而如果辨证不是肾阴虚，就不适合服用了。

当然，很多患者自己是无法辨别到底有没有肾阴虚的，所以这需要专业的中医师进行判别。总之，六味地黄丸是治疗"肾阴虚"的，不是治疗慢性肾脏病的。具体到某位患者能不能用，得根据患者的中医证型，由专业医生判定。

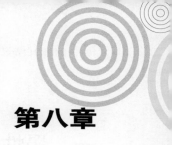

第八章

慢性肾脏病的
常用药物

很多肾病患者会说，每天吃的药比饭都多，俗话说"是药三分毒"，天天吃这些药会给肾脏带来更大的负担吗？其实不能一概而论。

一、慢性肾脏病的常用药物有哪些?

治疗肾病的药物种类很多,常见的如下:

1. 激素

激素通过抑制炎症反应、免疫反应而发挥其消除尿蛋白的疗效。常用的激素药物有泼尼松、甲泼尼龙、甲基强的松龙等。但不少患者因激素的副作用明显,对激素的使用十分抗拒。

临床上该不该用激素,医生也是在权衡利弊之后再和患者讨论决定的。为了尽可能地减少激素的副作用,患者在服用激素的过程中千万不能自行停药或减药,应该遵医嘱服药。即便出现一些临床上常见的副作用也不要过于紧张,应听从医嘱处理。

在激素效果不明显时,可能会加用其他免疫抑制剂,这些免疫抑制剂最主要的作用是减少激素用量,减少复发次数,增强治疗效果。针对不同的肾病病理类型,选择的药物和剂量会有所不同,所以切记听从医嘱,不可自行停药或减药。

2. 其他免疫抑制剂

临床上常用于治疗肾病的免疫抑制剂包括环孢素、他克莫司、吗替麦考酚酯、来氟米特、硫唑嘌呤等。这类药物治疗效果强,但同时往往伴有不同的不良反应,要在治疗过程中密切监测观察。此外,有些药物在服用过程中还需要监测药物浓度。

3. 利尿剂

利尿剂有利尿、消肿、降压等作用。肾病常用的利尿剂有如下几类：

（1）噻嗪类：常用药物如氢氯噻嗪。

（2）保钾利尿剂：常用药物如螺内酯（安体舒通）。

（3）祥利尿剂：常用药物如呋塞米（速尿）、托拉塞米。

4. 降压药

肾病患者多伴有高血压，因此，降压药是肾病患者的常用药物。肾病患者常用的降压药有以下几类：

（1）利尿剂：同上。

（2）血管紧张素转化酶抑制剂（ACEI）：普利类药物。

（3）血管紧张素Ⅱ受体阻滞剂（ARB）：沙坦类药物。

（4）钙通道阻滞剂：地平类药物。

（5）β受体阻滞剂：洛尔类药物。

（6）其他的新型降压药。

5. 治疗肾性贫血的药物

慢性肾脏病晚期患者常会出现肾性贫血，常用的治疗肾性贫血的药物有促红细胞生成素（EPO）、铁剂、叶酸，治疗新型肾性贫血的药物有罗沙司他。

6. 其他西药

（1）抗血小板药：如阿司匹林、氯吡格雷等。

（2）降脂药：他汀类或贝特类。

（3）肾病患者常伴有高尿酸血症，需服用降尿酸药物，如非布司他、碳酸氢钠片、苯溴马隆、别嘌醇等。

（4）慢性肾脏病 5 期患者常出现高钾血症，需服用降钾药，常见的降钾药有聚苯乙烯磺酸钙散剂等。

（5）配合低蛋白饮食的营养补充剂，如复方 α - 酮酸片等。

7. 中成药

常用的中成药有尿毒清、黄葵胶囊、肾炎康复片、金水宝、百令胶囊、海昆肾喜胶囊、肾衰宁等，但要根据患者的中医证型辨证使用才能有好的效果。

二、常见的损伤肾脏的药物

很多肾病患者会说，每天吃的药比饭都多，俗话说"是药三分毒"，天天吃这些药会给肾脏带来更大的负担吗？其实不能一概而论。

药物性肾损害

药源性疾病在全球范围内已成为导致死亡的重要原因，因为肾脏生理代谢功能的特殊性，大部分药物要经过肾代谢或排泄，药物毒副作用更易对肾脏产生不良影响。近 10 多年来，药物性肾损害发生率呈上升趋势。因此，必须重视药物性肾损害，并对其进行有效的预防和治疗。

当患有肾脏疾病或肾功能减退时，药物更容易对肾脏造成毒性反应或诱发免疫反应，加重肾脏损伤，而且药物引起的肾小管间质损害往往是不可逆转的。因此，滥用药物对肾脏病患者的危害非常大。

常见的可能导致肾损害的药物

1. 抗生素类药物

（1）青霉素。合理剂量的青霉素，一般不会蓄积而造成肾脏损伤。但大剂量使用青霉素，或发生过敏反应，则会导致急性间质性肾炎。常见的引发急性间质性肾炎的青霉素类药物有青霉素 G、氨苄西林、阿莫西林、甲氧西林、苯唑西林、美洛西林、哌拉西林等。

（2）头孢菌素类。第一代头孢菌素类药物肾毒性强，如头孢拉定导致血尿的不良事件被多次报道，肾病患者应尽量避免使用。第二代头孢菌素类药物以及随后的几代肾毒性明显减少，需在医生指导下用药。

（3）氨基糖苷类。临床上这类抗生素引起肾损害最为常见。常见的有庆大霉素、阿米卡星、链霉素、新霉素、妥布霉素、卡那霉素等。

2. 非甾体抗炎药物

吲哚美辛（消炎痛）、双氯芬酸钠（扶他林）、甲苯酰吡洛乙酸（托美汀）、羟基保泰松（羟布宗）、阿司匹林、布洛芬（芬必得）、安乃近等，多数感冒药中含有以上成分。

3. 镇痛剂

非那西丁、索米痛片（去痛片）、复方阿司匹林（APC）、对乙酰氨基酚（扑热息痛）。

4. 造影剂

高浓度大剂量碘化物可导致中毒性肾病，选用泛影葡胺，肾损害较少。

5. 部分中药

主要是含马兜铃酸类的中药。遵循辨证施治和合理用药的原则，避免不合理使用中药。

怎样处理呢？

慢性肾脏病患者应寻求正规医院的科学治疗，切忌听信民间偏方、秘方，以免不慎服用了肾毒性的药物。另外，需谨记以下几点。

（1）切忌滥用药物，用药前告知医生自己的肾病病史，应多咨询专科医师，确定药物有无肾毒性。

（2）无水肿的情况下，服药前后宜多饮水，保证足够尿量，以促进药物排泄，减轻对肾脏的影响。

（3）对已知有肾毒性或暂时不清楚药理作用但又必须使用的药物，使用时要严密观察尿液和肾功能变化，尽早发现异常，及时停药。

（4）不同年龄层次的人群都要重视药物的肾毒性，特别是老年人和儿童，对于药物种类和剂量选择尤其要谨慎。

（5）绝大多数药物性慢性肾损害是长期或超量服药造成的，短期少量使用一般问题不大。用药一定要严格遵从医嘱，切不可自行加大用药剂量和延长用药时间。

三、怎样合理使用激素类药物？

很多肾病患者对激素可谓是"爱恨交织"。一方面，激素的抗炎和免疫抑制作用对肾病的治疗有重要的价值；另一方面，激素的多种副作用也让很多肾病患者苦不堪言。正因如此，我们要学会正确、规范地使用激素，这样才可以减轻甚至避免其副作用。

什么是激素？

激素其实是一个比较大的概念，我们平时常说的肾病患者所用的激素一般是指糖皮质激素。

在正常人群中，糖皮质激素主要由肾上腺分泌，且受下丘脑和垂体调控。糖皮质激素主要由肝脏代谢，仅有极少部分由肾脏排出。泼尼松本身是无活性的，需要在肝脏进行转化才能变成有活性的泼尼松龙，因此，合并肝功能异常的肾病患者应该选用泼尼松龙，才能更好地保证激素的疗效。

激素的不良反应

激素可能出现的不良反应较多，其中较轻的不良反应包括感染、痤疮、皮肤变薄、伤口愈合延缓、脱发、多毛、脂肪重新分布（满月脸、水牛肩）、水肿、黏膜溃疡、上消化道出血、骨质疏松等，较严重的不良反应包括白内障、青光眼、动脉粥样硬化、血压升高、血糖升高、中枢神经系统异常（失眠、焦躁、抑郁等）、儿童生长发育迟缓、股骨头坏死等。

服药注意事项

（1）切记！最重要的注意事项是千万不能突然停药或减药！这样会使体内的糖皮质激素浓度急剧下降，引起病情加重，出现"反跳现象"。一定要等病情稳定后，在医生的指导下缓慢减量，并持续监测病情变化情况，一旦病情复发或加重，可能还要考虑重新加量或维持激素治疗。

（2）一般为了减轻甚至抵消激素的副作用，医生会同时开具护胃药、补钙药、中药等，一定要遵医嘱按时服用。

（3）激素药要在早上 7 ~ 8 点一次性全部服用，这样比较符合人体正常生理状态下的激素分泌规律，能有效减少副作用。

四、怎样合理使用抗生素？

在临床中，抗生素是一把双刃剑，在灭杀致病微生物的同时，还可能引起一些不良反应。近年来，因为不合理使用抗生素而引起不良反应的案例越来越多。

为了减少抗生素对肾脏的影响，简单来说，要严格控制抗生素的用药指征、规范联合用药，不可滥用和错用，这样才有助于预防抗生素肾损害。

在抗生素的使用中，为了减少不合理用药的情况，一定要遵医嘱用药，另外还要注意以下几点。

（1）在就医过程中，应交代抗生素用药史、过敏史，配合病情观察，选择具有针对性的抗生素，必要时进行药敏试验，保证治疗安全有效。

（2）遵医嘱，对用药时间、用药剂量等进行合理控制，有的药物每天要分两次还是三次服用，或者要相隔多长时间服用，要严格遵守。

（3）正确选择给药途径，口服给药优于肌内注射给药，肌肉注射给药优于静脉注射给药，尽量遵照给药的优先顺序，以减少不良反应的发生。

五、怎样合理使用降压药?

　　降压药是一类能控制血压、用于治疗高血压的药物。降压药主要通过影响交感神经系统、肾素 – 血管紧张素 – 醛固酮系统和内皮素系统等对血压的生理调节起重要作用的系统而发挥降压效果。服用时要注意以下几点:

　　(1) 一般降压药从小剂量、单药开始使用,避免血压下降太快而引起不适,但要密切观察服药后的反应,复诊时反馈给医生,必要时调整用药。

　　(2) 有些降压药对尿蛋白、肾功能是有影响的,不可自行服用,要听从肾病专科医生的建议。

　　(3) 季节和室外温度变化对老年人血压的影响较其他年龄的人群更为显著。随着气温的降低,血压呈升高的趋势,温度变化越大,血压波动越明显。因此,在季节交替、遭遇极端天气或外出旅行时,患者应该密切监测血压,并及时告知医生,以调整治疗方案。

　　(4) 降压药的使用一般不是一成不变的,所以要养成常规量血压的习惯,并和医生保持沟通,这样才能有效控制血压。

六、怎样合理使用降糖药?

　　(1) 养成监测血糖的习惯,降糖药的使用也不是一成不变的,医生需要根据血糖变化的情况进行调整,以合理控制血糖。

　　(2) 血糖不是越低越好,理想的降糖治疗策略是在有效降糖的同时,不增加低血糖的发生风险,一般要确保随机血糖 > 5 mmol/L,以避免低血糖的发生。

（3）患者的血糖控制目标应遵循个体化原则，要根据肾功能的情况和年龄等因素决定，所以不可随便和其他患者比较，自行增减药物，应遵循医嘱。

（4）医生给的降糖方案有的是口服降糖药，有的是使用胰岛素，或者两者兼具，其实它们各有其适应证，并不是说病情严重才使用胰岛素，也不是病情轻就只需口服降糖药，还是要根据临床的具体情况来决定治疗方案。

七、怎样合理使用降尿酸药？

（1）服用降尿酸药的同时，一定要注意低嘌呤饮食、限制烟酒、坚持运动和控制体重。

（2）别嘌醇是通过抑制人体内合成尿酸的酶的活性，使尿酸生成减少。它有一定的副作用，包括胃肠道症状、肝功能损害和过敏反应等。开始服用别嘌醇时，要定期监测肝肾功能，而且要十分重视其过敏反应，因为有时是致命的。过敏反应主要表现为各种类型的皮疹，一般发生于四肢、躯干皮肤，常伴瘙痒、发热等，严重者会危及生命。首次服用别嘌醇，一定要密切观察有没有皮疹，有的话，应立即停药，并尽快到医院处理。

（3）苯溴马隆是促进尿酸从肾脏排泄的药物，如果尿量不足，泌尿系统可能因尿酸过多而形成结石。所以使用苯溴马隆时，需多饮水，增加尿量，冲刷尿路，加强尿酸的排泄作用。此外，已有泌尿系结石或者肾功能衰竭比较严重的患者一般不用此类药物。

（4）有些患者有高尿酸血症但一直未处理，导致血液里的尿酸水平非常高，关节中也沉积了很多尿酸。如果这时候才开始服用降尿酸药，会导致关节中沉积的尿酸析出，引起局部关节的痛风发作。如果出现这种情况，要继续服用降尿酸药，并在医生指导下适当服用秋水仙碱或止痛药，待关节中的尿酸完全析出后，这种红肿热痛才会慢慢好转。所以，患高尿酸血症，应该尽早治疗。

八、怎样合理使用降脂药？

高脂血症既是肾病的一个并发症，也是导致肾脏病的一个危险因素。因此，控制血脂水平同样很重要。在临床上常用的降脂药物很多，使用时要注意以下几点。

（1）高脂血症患者在服用降脂药的同时，要控制饮食、适当运动，才能最大限度地减少用药和维持治疗效果。

（2）有些降胆固醇药对肝脏有一定损害，要及时复查肝功能，一旦发生不良反应，要及时停药或减药。

（3）人体需要一定量的血脂来维持正常的机体功能，所以胆固醇、甘油三酯、载脂蛋白等指标并不是越低越好，控制在一定的范围就可以。

（4）患者应同时戒烟戒酒，烟草和酒类中含有的有毒成分会影响血脂在体内的代谢，从而减低降脂药的效果。